TRAITEMENT

DE LA

DYSPNÉE

PAR LES

INHALATIONS D'ACIDE CARBONIQUE

PAR

Le Dr René CHABANNES

EX-INTERNE DES HÔPITAUX DE LYON
MÉDECIN CONSULTANT A VALS

PARIS
LIBRAIRIE J.-B. BAILLIÈRE ET FILS
19, rue Hautefeuille, 19

1888

TRAITEMENT

DE LA

DYSPNÉE

PAR LES

INHALATIONS D'ACIDE CARBONIQUE

DU MÊME AUTEUR

Observation d'un ictère ayant accompagné une éruption syphilitique précoce. — (*Province Médicale.* — 12 février 1887).

Expériences destinées à étudier l'action sur le bacille tuberculeux, des injections d'eucalyptol, dans le traitement de la phtisie pulmonaire. — En collaboration avec M. le professeur agrégé Perret.

Observation d'une fièvre typhoïde traitée par l'antipyrine et terminée par la mort. — En collaboration avec M. le professeur agrégé Weill. — (*Lyon-Médical.* — Novembre 1887).

Contribution à l'étude clinique des kystes hydatiques du poumon. — En collaboration avec M. le professeur agrégé Bard. — (*Revue de Médecine.* — Mars 1888).

TRAITEMENT

DE LA

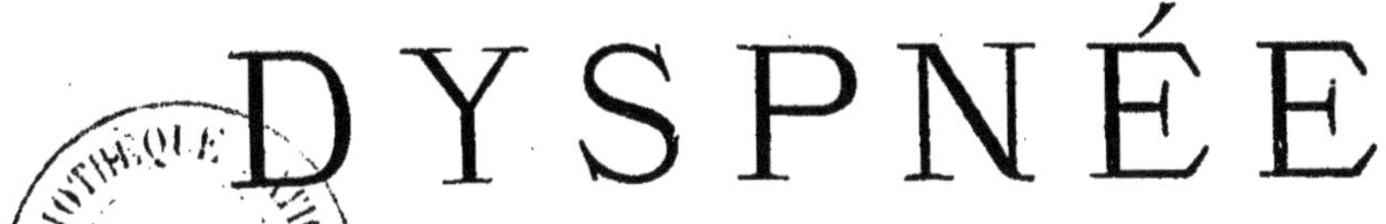

DYSPNÉE

PAR LES

INHALATIONS D'ACIDE CARBONIQUE

PAR

Le Dr René **CHABANNES**

EX-INTERNE DES HÔPITAUX DE LYON

LYON
TYPOGRAPHIE ET LITHOGRAPHIE J. GALLET
2, Rue de la Poulaillerie, 2

1888

TRAITEMENT
DE LA
DYSPNÉE
PAR LES
INHALATIONS D'ACIDE CARBONIQUE

AVANT-PROPOS

Le but de ce travail est d'exposer le traitement de certaines formes de dyspnée par l'acide carbonique en inhalation modérée.

Il ne s'agit, en aucune façon, d'aller au-delà du symptôme, de modifier la lésion originelle ou ses complications accidentelles, encore moins d'agir sur la cause même du mal et d'appliquer un traitement spécifique. Mais nous estimons qu'en faisant disparaître l'élément dyspnée ou tout au moins en l'améliorant dans certaines affections chroniques des voies respiratoires, où elle constitue pour le malade un long supplice, on fera œuvre véritablement utile.

Cela sera d'autant plus vrai, que la dyspnée par elle-même commande un certain nombre de symptômes qui ne laissent pas que d'aggraver la maladie première. De ce nombre sont l'insomnie ou le sommeil trop souvent suspendu, l'agitation, les phénomènes mécaniques que la dyspnée suscite dans le système pulmonaire et cardio-vasculaire, tous faits dont le retour incessant contribue pour une certaine part à l'épuisement et à la déchéance du malade.

En appliquant un traitement symptômatique de la dyspnée, on s'adresse non seulement à un symptôme des plus pénibles, mais on lutte contre un vrai syndrôme morbide.

Le traitement des affections pulmonaires et de la dyspnée en particulier par l'acide carbonique peut sembler au premier abord n'être que le rappel d'une médication déjà ancienne : mais nous verrons que le procédé et le but de l'application que nous nous proposons d'exposer constituent une face toute nouvelle de la question.

M. le professeur agrégé Weill, à qui nous empruntons sa méthode, en a puisé l'idée première dans des expériences de Brown Séquard que nous relaterons ultérieurement.

Appliquée d'abord à des dyspnées d'origine très différente, elle nous est apparue ensuite avec ses indications, ses contre-indications, ses avantages et ses inconvénients.

C'est le résultat de notre observation que nous apportons aujourd'hui, avec une entière bonne foi.

De date encore récente, le traitement de la dyspnée par l'acide carbonique, appliqué dans sa pureté, régulièrement et d'une façon suffisamment prolongée, n'a pas encore beaucoup d'observations à son actif. Il a été expérimenté dans ces conditions presque exclusivement dans le service de M. Weill à l'Hôtel-Dieu — Et cependant, si l'on reste dans le domaine de la pure observation, dépourvue de tout parti pris, de toute idée théorique, notre conviction est qu'il est appelé à rendre de véritables services dans bien des cas, à cause de son efficacité, de son innocuité, et enfin de la facilité avec laquelle il peut être institué.

J'ai déjà dit que M. Weill était le véritable inventeur de la méthode. C'est donc à lui que revient tout le mérite de ce travail. Il nous a guidé avec la plus extrême bienveillance, a mis tout son service d'hôpital à notre disposition. Qu'il veuille bien accepter toute notre reconnaissance.

Nous sentons tout le prix de l'honneur que nous fait M le professeur Lépine en consentant à présider notre thèse. Nous prions ce maître éminent de recevoir l'expression de notre respectueuse gratitude.

Merci enfin à tous nos amis MM. Ferré et Bonnet, internes de M. Weill, qui ont rédigé les observations venant de son service ; à M. Frécon, interne du service des vieillards, MM. Pic, Adenot, Paillard, internes des hôpitaux, qui ont bien voulu expérimenter pour nous les inhalations d'acide carbonique, et nous faire part du résultat de leurs observations.

CHAPITRE PREMIER

Aperçu sur les propriétés thérapeutiques de l'acide carbonique. — Origine de la méthode.

La découverte de la propriété sédative de l'acide carbonique remonte au physicien hollandais Ingenhousz; en 1794, il avait déjà reconnu les propriétés anesthésiques de ce gaz, et à cette époque les bains locaux d'acide carbonique étaient en usage dans le traitement des brûlures, des plaies des membres.

En 1856, Simpson, à Edimbourg, se servit avec succès de l'acide carbonique comme anesthésique local, contre la névralgie du vagin et de l'utérus, et Follin, la même année, publiait dans les *Archives de médecine* plusieurs observations de cancers utérins, soulagés et améliorés par les douches locales de ce gaz.

« La diminution des douleurs s'est toujours produite rapidement, mais elle n'a jamais été de longue durée. Au bout de quelques heures, l'amélioration était dissipée et il fallait avoir recours à de nouvelles douches gazeuses pour combattre le retour des douleurs. »

En 1860 parut à Paris une thèse de Léopold Pacot, inspirée par Wurtz.(*De l'acide carbonique considéré surtout comme anesthésique*).L'auteur, après avoir expérimentalement démontré que l'anesthésie par l'acide carbonique, comme celle par l'éther ou le chloroforme, comprenait quatre périodes : 1° prodrômes ; 2° excitation ; 3° anesthésie ;4° réveil, conclue :

a — Que l'on ne peut pas inhaler l'acide carbonique pur et qu'il faut le mélanger à une forte proportion d'air atmosphérique.

b — Que l'on pourrait commencer l'anesthésie par le chloroforme et la continuer par l'acide carbonique, qui permet un réveil rapide, et sans la période d'obnubilation prolongée de l'anesthésie chirurgicale classique.

En 1864, Herpin, de Metz, écrit son volumineux *Traité de l'Acide carbonique, de ses propriétés physiques, chimiques et physiologiques et de ses applications thérapeutiques*. Nous n'avons pas l'intention d'analyser même succinctement ce travail. On y trouvera de très utiles renseignements sur tout ce qui concerne la thérapeutique de l'acide carbonique. On y lit déjà cette phrase de Vogel : « Les personnes atteintes d'affections de poitrine, « et auxquelles les inhalations conviennent particulière- « ment, éprouvent, pendant l'usage de cette médication, « un bien-être particulier dans la poitrine, avec la sen- « sation d'une distension plus grande et plus légère des « poumons, comme si la poitrine s'élargissait et la res- « piration devenait plus libre. »

Nous retrouverons plus tard dans la bouche même de nos malades des expressions presque identiques pour traduire les effets du remède.

Demarquay, dans la *Pneumatologie medicale* consacre à l'acide carbonique un chapitre auquel nous avons fait de nombreux emprunts. C'est surtout dans la littérature hydrologique que nous trouvons des documents pour l'histoire thérapeutique de l'acide carbonique, et en ce qui concerne plus spécialement notre sujet, nous voyons M. Willemin, de Vichy, conclure (*Revue d'Hydrologie médicale*, 15 décembre 1858) :

« 1° Les inhalations d'acide carbonique mêlé à l'air « agissent en produisant d'abord une excitation plus ou « moins vive des voies respiratoires, action analogue à « celle du même gaz dirigé sur la peau, sur l'œil, etc... « C'est cet effet qui doit en faire proscrire l'emploi dans « tous les cas où il existe une disposition à l'inflamma- « tion franche.

2° « L'excitation est suivie d'un effet de sédation qui « paraît dépendre d'une action spéciale de ce gaz sur les « nerfs et sur les centres nerveux ; la respiration devient « plus facile, la toux se calme, la circulation, après « s'être accélérée, se ralentit. »

Lersch (*Einleitung in die Mineral Quellen Lehre*, page 395), résume ainsi les indications des inhalations d'acide carbonique. « Elles sont surtout avantageuses « dans les cas de dyspnée dépendant de l'accumulation « de mucosités dans les vésicules pulmonaires, ou d'un « emphysème du poumon. »

M. Goin employait surtout les inhalations d'acide carbonique à Saint-Alban, dans l'asthme nerveux et le catarrhe pulmonaire avec toux spasmodique. Indépendamment d'une action curative plus rarement obtenue, il voyait une sédation remarquable enrayer les accès d'asthme les plus violents, quand les malades respiraient avec énergie le gaz extrait de la source et enfermé dans de petits sacs imperméables.

M. Durand-Fardel a recueilli à Vichy des faits qui tendraient à confirmer les observations recueillies à Saint-Alban.

Enfin, dans les Annales de la Société d'Hydrologie de Paris (1874-75, 1876-77 et 1886), le docteur Baron d'Allevard, étudiant les effets de l'inhalation sulfureuse, surtout dans l'asthme, pense que « l'inhalation est au spasme bronchique ce que l'opium est au symptôme douleur », et tentant une explication pathogénique de ce fait d'observation, il dit : « L'inhalation combat la « disposition en vertu de laquelle la dyspnée se mani- « feste ; elle modifie l'influx nerveux pulmonaire pro- « fondément troublé dans cette maladie et modifie « l'expectoration. »

Nous avons rapporté ces faits, bien que M. le docteur Baron les attribue à l'action de l'inhalation sulfureuse. Il est, en effet, très probable que cette action eupnéique si nettement constatée est due à l'acide carbonique, et à l'appui de cette assertion, nous reproduisons les lignes suivantes de Grancher et Hutinel (art. Phtisie, *Dict. Dechambre*, 1887). « C'est l'acide carbonique et non « l'hydrogène sulfuré qui agit dans les lavements « gazeux. » Alors que dans le service de M. le professeur agrégé Perret, nous expérimentions les lavements d'acide carbonique dans des affections pulmonaires diverses, nous n'avons jamais trouvé de différence appréciable dans les effets produits par l'acide carbonique pur ou ayant barboté dans l'eau de Challes ou l'eau sulfureuse artificielle. Nous croyons savoir que pareille observation a été faite dans divers services et confirmée par Renault, de Paris, à la Société médicale des Hôpitaux (1887).

Toutes ces citations indiquent donc que l'on connaissait l'action anesthésique et eupnéique de l'acide carbonique. On l'avait employé en inhalation et dans une atmosphère mêlée de ce gaz, en lavements.

On avait bien vu des cas favorables à l'emploi de cette méthode. Mais ce qui l'empêchait de se répandre et de se généraliser, c'était l'ignorance du mode d'action de l'acide carbonique. A la vérité, il est bien des médicaments dont l'action thérapeutique constatée expérimentalement a précédé la notion causale, et n'a guère été perfectionnée par la connaissance de cette notion. Il n'en est plus de même ici, car il s'agit d'obtenir une action purement locale, en quelque sorte topique, et autant que possible de se restreindre à cette action. Dans les applications faites autrefois ou même récemment de l'acide carbonique, mais non guidées par cette vue, on obtenait incontestablement les effets inhibitoires de l'acide carbonique sur la région laryngée, mais ces effets étaient plus ou moins mêlés des effets provoqués par l'absorption même de l'acide carbonique, tels que l'agitation, l'insomnie ou la dépression et la somnolence, suivant les doses reçues.

C'est encore pour le même fait que la quantité de gaz était souvent donnée dans une mesure excessive, que la dose variait d'un médecin à l'autre, et qu'il y avait en conséquence, une certaine variation dans les phénomènes observés. Rien ne s'éloigne plus de la méthode que nous avons expérimentée, que le lavement gazeux où on fait passer à travers l'intestin, le sang et les poumons, une quantité souvent considérable de gaz, qui, dans les régions successivement traversées par lui, peut produire des effets particuliers qui s'ajoutent les uns aux autres, et dont la résultante est un effet complexe. Par le procédé de M. Weill, on recherche uniquement l'action locale, et quand elle ne se produit pas du premier coup, comme cela arrive assez fréquemment, on ne cherche pas à forcer la bonne volonté du malade par une application prolongée. Cela serait s'éloigner du principe même de la méthode. On répète l'inhalation d'une petite quantité de gaz, à intervalles suffisamment espacés, et l'action physiologique finit par paraître. Nous rapporterons des observations concluantes à ce sujet.

C'est incontestablement à M. le docteur Weill que revient le mérite, par une interprétation ingénieuse des expériences de Brown-Séquard que nous allons rapporter, d'avoir éclairci ce point, et en même temps, généralisé et rendu plus féconde la médication par les inhalations d'acide carbonique.

Le 25 septembre 1882, Brown-Séquard annonce à l'Académie des Sciences que l'on peut produire aisément une anesthésie complète du larynx en faisant arriver pendant quelques minutes dans l'arrière bouche un courant rapide d'acide carbonique.

Le 16 décembre de la même année, il annonce encore que, en prolongeant l'inhalation de l'acide carbonique, l'anesthésie devient générale, tout comme dans l'anesthésie par l'éther ou le chloroforme. Mais cette anesthésie n'est pas due à la pénétration du gaz dans les poumons ni à son absorption : « J'ai voulu décider la question,

« dit-il, et pour cela, après avoir placé dans la trachée « d'un mammifère, une canule disposée de manière à « obstruer complètement l'ouverture supérieure de ce « tube aérien et à ne laisser arriver dans les bronches « que l'air de la chambre, j'ai insufflé dans la bouche et « sur le larynx de l'acide carbonique. Par l'adjonction « d'un tube en caoutchouc au tube métallique fixé dans « la trachée, j'ai rendu impossible l'arrivée dans les pou- « mons d'une quantité d'acide carbonique aussi grande « que celle que je respirais moi-même, en me tenant, « comme je le faisais, tout près de la tête de l'animal. « J'ai produit dans ces conditions une anesthésie générale « très considérable. »

Et plus loin : « Quant au mécanisme de production « de cette anesthésie, il est sans doute semblable « à celui de l'arrêt de la respiration et de con- « vulsions dans des expériences dont j'ai publié les « résultats depuis longtemps déjà. *On sait en effet que* « *j'ai trouvé que l'activité du centre respiratoire et les* « *activités morbides de la base de l'encéphale et de la* « *moelle épinière dans l'épilepsie et les convulsions* « *strychniques, peuvent être inhibées par un courant* « *d'acide carbonique sur le larynx, même chez un ani-* « *mal capable de respirer librement par la trachée.* »....

« J'ai coupé les nerfs laryngés supérieurs et j'ai alors « pu faire passer une quantité considérable d'acide « carbonique dans l'arrière bouche sans produire la « moindre altération de la sensibilité. »

« ..... Une anesthésie unilatérale est survenue du côté « où le nerf laryngé subsistait, tandis que la sensibilité « était partout conservée, seulement un peu diminuée du « côté où le nerf avait été coupé. »

Les résultats de ces expériences établissent donc d'une façon certaine, ce point fondamental, véritable principe de la méthode que nous préconisons : *l'action topique de l'acide carbonique sur les extrémités du nerf laryngé supérieur peut, indépendamment de toute action générale, produire une action à distance sur tous les nerfs sensitifs, et cette action est nettement inhibitrice.*

Enfin, dans une dernière note apportée à la Société de Biologie le 11 octobre 1884, sur la puissance inhibitrice et la puissance convulsivante de l'acide carbonique, il dit :

« C'est une règle très générale (mais ce n'est pas une « loi sans exceptions), que l'acte inhibitoire réclame une « puissance d'excitation plus grande que l'acte producteur d'une contraction. Quant à la puissance d'une « contraction, elle dépend de deux circonstances bien « distinctes l'une de l'autre : la première est le degré « de l'excitabilité des parties sur lesquelles va agir une « excitation, et la deuxième : l'énergie de cette excitation. « Or l'acide carbonique est d'une énergie excitatrice « extrêmement grande, d'où il est tout simple que cet « agent produise de l'inhibition, au lieu de produire des « convulsions, lorsque sa quantité est considérable, et « que l'excitabilité des centres nerveux est suffisamment « grande. »

« Ainsi que je l'ai constaté, les choses peuvent aller « si loin à cet égard, que l'acide carbonique peut produire partiellement et même d'une manière complète, « les phénomènes qu'engendre parfois la piqûre du « calamus scriptorius. Il est extrêmement curieux de « voir alors, ainsi que j'en ai été le témoin, trois fois « chez les chiens et deux fois sur un lapin et un cobaye,

« sous l'influence d'une injection de ce gaz par la tra-
« chée dans les poumons, le sang devenir rouge ou
« rougeâtre dans les veines, au lieu de voir le sang
« artériel noircir. Chez ces cinq animaux, la mort a eu
« lieu par inhibition soudaine de toutes les activités
« cérébrales, de la respiration, du cœur et des échanges
« entre les tissus et le sang. »

Nous devons à la vérité de dire que Brown-Séquard a obtenu ces mêmes effets avec un courant gazeux composé par moitié d'oxygène et d'acide carbonique, et qu'il a encore réussi à obtenir l'anesthésie laryngée à l'aide d'un mélange d'un tiers d'acide carbonique et de deux tiers d'oxygène.

Pour compléter ce qui a trait à l'expérimentation, rappelons que dans une séance de février de la Société des Sciences médicales, M. le professeur Lépine annonça qu'après avoir trachéotomisé un chien et injecté par la canule un courant d'acide carbonique, il vit une diminution passagère de la tension sanguine suivie d'une augmentation de la tension. M. Lépine conclut que chez les cardiaques il y aurait peut-être danger à *injecter un jet* d'acide carbonique, qu'il vaut mieux se contenter de l'inhalation.

En résumé, *effet inhibitoire très puissant produit par le contact de l'acide carbonique avec les extrémités du laryngé supérieur ;* tel est le fait expérimental qui ressort des expériences que nous venons de rapporter et qui a suggéré à M. Weill l'idée de l'application thérapeutique dont nous allons maintenant donner quelques résultats cliniques.

2

CHAPITRE II

Indications cliniques. — Observations de malades

Ainsi que l'indique le titre de ce travail, c'est à la dyspnée, symptôme commun à bien des affections, que s'adresse le traitement par les inhalations d'acide carbonique. Notre intention est de passer en revue les différents groupes morbides où nous retrouvons la dyspnée à des degrés divers, de produire les observations s'y rapportant et de dégager ensuite, le mieux que nous pourrons, les indications, les contre-indications, les résultats définitifs.

Auparavant, nous tenons à reproduire *in-extenso* la communication de M. Weill, faite à l'Académie des Sciences le 27 février 1888, ainsi qu'une note additionnelle publiée par M. le professeur agrégé Lannois dans le *Bulletin médical* du 1er avril 1888.

« L'idée d'employer les inhalations d'acide carbonique « pour combattre la dyspnée, nous a été suggérée par « les expériences de Brown-Séquard sur les effets inhi- « bitoires produits par l'insufflation d'un courant de ce « gaz dans le larynx, effets parmi lesquels l'anesthésie « du larynx et l'action modératrice de certains mouve-

« ments nous ont paru capables d'avoir une application « clinique.

« Nous avons fait respirer à nos malades de l'acide « carbonique pur au moyen de l'appareil Limousin, « dans lequel on remplaçait le réservoir d'oxygène par « un réservoir d'acide carbonique. Les séances d'inha- « lation duraient de deux à cinq minutes et se faisaient « une ou deux fois par jour. La quantité d'acide carbo- « nique employée chaque fois variait environ de 2 lit. à « 4 lit. Dans ces conditions, nous n'avons jamais remar- « qué, ni immédiatement ni consécutivement, aucun « effet fâcheux. Par contre, nous observions une action « eupnéique très nette qui se produisait instantanément « et avait des effets durables.

« Les malades que nous avons traités de la sorte « étaient surtout des tuberculeux, la plupart atteints de « laryngite et de lésions avancées des poumons. Ils « présentaient en général une oppression légère, mais « continue, et de temps à autre des paroxysmes (de 4 à « 20 par jour), composés d'une période de quintes de « toux durant quelques minutes à une demi-heure, sui- « vies d'une dyspnée intense avec angoisses et palpi- « tations cardiaques. Cette dyspnée durait plus long- « temps que les quintes elles-mêmes. Les paroxysmes « étaient plus fréquents la nuit que le jour. Les malades « étaient obligés de garder la plus grande partie de la « nuit la position assise. Enfin, ils se privaient volon- « tiers de leur repas du soir, qui exagérait les phéno- « mènes dyspnéiques.

« Nous avons fait inhaler de l'acide carbonique, tantôt « au moment d'un paroxysme, tantôt dans la période de « calme relatif qui sépare les accès.

« Dans le premier cas, l'accès est en quelque sorte « coupé court. La toux s'arrête, l'oppression et les palpi- « tations diminuent. La respiration tombe de moitié « comme fréquence. Le malade a un sentiment de bien- « être très accusé.

« Dans les inhalations faites entre les accès, il y a un « premier effet analogue au précédent, le malade respire « plus librement ; mais, de plus, il y a une action pré- « ventive sur les paroxysmes. Ceux-ci diminuent de « fréquence, d'intensité et de durée. Tel malade qui « avait douze accès par jour n'en aura plus que cinq, « quatre et même deux, et ces accès sont très suppor- « tables pour lui. Tous les malades ont pu, la nuit, « prendre la position couchée. La plupart ont pu goûter « le sommeil et manger le soir.

« Nous avons pu traiter par la même méthode des « accès de dyspnée chez les emphysémateux atteints « d'albuminurie. L'effet favorable a été le même, mais « le nombre de ces faits est trop petit pour que nous « puissions conclure dès à présent.

« Chez tous les malades qui ont respiré de l'acide « carbonique dans les conditions que nous avions indi- « quées, il s'est produit, à la fin de l'inhalation, une « abolition de la sensibilité réflexe du pharynx et du « larynx. Nous n'avons pas observé de modifications de « la sensibilité cutanée.

« Cette anesthésie carbonique pourrait être utilisée « au même titre que celle qu'on produit par les appli- « cation de cocaïne. Dans le larynx, en particulier, elle « paraît être d'un usage beaucoup plus pratique.

« En résumé, les inhalations d'acide carbonique, par

« la simplicité et la facilité de leur emploi, par leur « effet eupnéique très net, par leur innocuité, convien« nent au traitement de certaines formes de dyspnée où « leur action peut se comparer à celle de l'injection « sous-cutanée de morphine contre la douleur. »

Un mois plus tard, M. le professeur agrégé Lannois dans la correspondance de Lyon du *Bulletin médical*, écrivait :

« ..... Les résultats obtenus sont des plus curieux et « des plus encourageants.

« L'inhalation se fait simplement au moyen de l'appa« reil Limousin : le malade doit respirer largement et « paisiblement pour faire passer le gaz dans les bronches. « Deux minutes et une quantité de 1 à 2 litres d'acide « carbonique (d'ailleurs mélangés avec 7 à 8 litres d'air) « suffisent parfaitement. »

« M. Weill recherche un simple effet topique sur le « pharynx, le larynx et les bronches, et non une « absorption d'acide carbonique. Le mécanisme de l'effet « eupnéique paraît être une action inhibitoire exercée « sur les centres nerveux, comme cela résulte des expé« riences de Brown-Séquard, où Weill a d'ailleurs puisé « son idée.

« Malgré le nombre assez considérable des malades mis « en expérience, il n'y a pas eu jusqu'ici de phénomènes « nuisibles observés ; chez deux malades qui avaient « inhalé trop longuement et trop précipitamment, il y « eut chez l'un de la somnolence, chez l'autre de l'agi« tation avec insomnie. Jamais il n'y eut de dépression de « la circulation.

« Les inhalations d'acide carbonique ont pour effet « immédiat de produire une sensation de légèreté, de

« liberté de la poitrine; les malades disent qu'on leur « donne de l'air, que leurs poumons fonctionnent mieux. « S'ils respirent au moment d'un paroxysme, l'accès est « coupé. S'ils sont sujets à des quintes de toux, celles-ci « diminuent, puis disparaissent complètement. Chose « singulière, au début du traitement, l'effet de l'inhala- « tion n'est que de quelques heures, puis s'élève à vingt- « quatre, à quarante-huit heures. Chez un phtisique « traité depuis un mois, l'effet se prolonge en ce moment « depuis dix jours, alors qu'auparavant il était sujet à « des quintes de toux et des crises d'étouffement conti- « nuelles.

« Certains malades, comme les tuberculeux, qui ne « pouvaient dormir, jouissent d'un sommeil parfait.

« Les inhalations ont été employées chez des tubercu- « leux avancés, des urémiques, des emphysémateux, des « asthmatiques, des bronchites chroniques — en état « d'asystolie pulmonaire, et chez tous, le symptôme « dyspnée a été modifié d'une façon en quelque sorte « radicale.

« Citons quelques effets accessoires. L'expectoration « est rendue beaucoup plus facile et même chez ceux qui « ne crachent pas, comme les emphysémateux, l'inhala- « tion provoque le rejet de quelques crachats. L'appétit, « surtout chez les tuberculeux, paraît augmenté; cela « tient peut-être à ce qu'ils ne craignent plus de manger, « n'étant plus hantés par la préoccupatiou constante des « paroxysmes dyspnéiques. »

Cette dernière note confirme les résultats que M. Weill avait fait connaître à l'Académie des Sciences et indique aussi les faits nouveaux qu'un usage plus long des inhalation a permis de dégager.

Ainsi qu'on le voit, la méthode a été surtout appliquée chez des tuberculeux, et encore s'agit-il là de formes un peu spéciales de tuberculose. La plupart, en effet, présentaient des phénomèmes laryngés. M. Weill, dans les deux mois qu'il a pu consacrer à cette étude, n'a pas eu sous la main un chiffre suffisant de maladies autres des voies respiratoires, ni un choix convenable parmi ces cas. Plusieurs de ces malades avaient des affections multiples : emphysème pulmonaire avec artério-sclérose, hypertrophie du cœur, néphrite ; d'autres atteints d'emphysème n'avaient pas une dyspnée bien évidente, mais plutôt une sensation de lourdeur, de poids. Or, dans une démonstration thérapeutique à ses débuts, il est de toute rigueur de ne s'adresser qu'à des cas typiques où l'action du médicament puisse être appréciée en toute justice, qu'elle soit favorable ou défavorable à l'attente du médecin.

§ I. — Tuberculose pulmonaire

Bien avant que les propriétés de l'acide carbonique fussent connues, on avait remarqué que la vapeur qui s'exhale de la terre fraîchement remuée est extrêmement favorable aux phtisiques. François Solano de Luynes, médecin à Antequera (Espagne), recommandait les *bains de terre* comme un remède fort utile dans la phtisie ; il faisait coucher ou asseoir ses malades une fois par jour et les recouvrait jusqu'au cou, de terre remuée nouvellement.

Or, le gaz qui se trouve en proportion prédominante dans ces émanations est l'acide carbonique, et il est infiniment probable que c'est à lui que sont dus les effets thérapeutiques observés.

C'est aussi à cause de la grande proportion d'acide carbonique qu'il renferme que l'air des étables a été vanté dans le traitement de la *consomption pulmonaire.*

Read dit à ce sujet : « L'air des étables agit sur les « phtisiques par les parties vitales, balsamiques et sulfu- « reuses de la respiration et de la transpiration des « vaches ; ces parties, s'introduisant dans le sang par le « canal aérien et les pores inhalants, communiquent à ce « fluide un caractère balsamique, onctueux et incrassant « qui le dispose à l'assimilation du nouveau chyle et « conséquemment à la nutrition. »

Après avoir lu un ouvrage de Beddoës, une jeune femme « tombée en consomption » et voyant les premiers médecins de Paris désespérer de la guérir à cause de l'état avancé de la maladie, se résigna à habiter pendant 9 mois une étable avec trois vaches. La guérison fut réelle et dura assez longtemps, puisqu'elle n'écrivit son observation que 17 ans après sa maladie.

Quoiqu'il en soit, des explications naïves et presque mystiques de Read nous ne retenons rien, si ce n'est les résultats obtenus, que nous attribuons très légitimement à l'acide carbonique surtout.

Percival, de Manchester, a traité plus de trois cents cas de phtisie pulmonaire par *l'air fixe* en prescrivant à ses malades d'inspirer le gaz qui s'échappe d'un mélange effervescent composé de craie et de vinaigre.

« La fièvre hectique, dans plusieurs cas, dit-il, a été « très heureusement combattue, l'expectoration est de- « venue moins pénible et de meilleur aspect. Je n'ai « pourtant pas été assez heureux pour obtenir une gué- « rison complète. »

Dobson recommande encore ce traitement. (*A medic. Comment. on fixed air.*)

La méthode fut peu pratiquée en France. En Allemagne, au contraire, les essais furent nombreux ; mais partout on demanda trop à l'acide carbonique ; et les médecins, en grand nombre, oublièrent cette médication si utile cependant, pour courir à la recherche de spécifiques, véritables panacées, à la naissance et à la mort desquelles nous assistons encore tous les jours.

« Loin de nous, dit Demarquay, la prétention de vou-
« loir ranger l'acide carbonique parmi ces nombreux
« spécifiques éphémères de la phtisie qui n'ont jamais
« eu de succès qu'entre les mains de leurs inventeurs.
« Nous espérons mieux, sans espérer autant... »

Ces lignes nous ont paru dignes d'être citées à cause de leur bonne foi et surtout de la façon extrêmement juste, à notre avis, dont la question du traitement de la tuberculose y est posée. C'est en effet bien *guérir la phtisie* que de rendre au malade, avec la facilité de l'hématose, toutes les conditions d'une vie sinon parfaite, tout au moins bien tolérable.

Avant de fournir nos observations récentes, nous nous permettrons de rapporter complètement une observation fort intéressante de Girtanner, médecin allemand de Gœttingue, fin du siècle dernier.

OBSERVATION I

« Le 3 avril 1795, le professeur Hoffmann emmena le docteur
« Girtanner pour lui faire voir un étudiant âgé de 23 ans, sur
« lequel il voulait qu'on essayât la nouvelle médication. Le

« malade était sur un sofa, incapable de se lever, il avait l'air « abattu ; tout son corps était extrêmement amaigri, sa langue « d'un rouge vif, ses mains brûlantes ; le pouls était à 120 ; sa « voix était faible. Il se plaignait d'une toux violente qui le « privait de sommeil toute la nuit et le fatiguait encore beaucoup « le jour. Son expectoration était abondante, les crachats étaient « épais et de couleur rousse. Pendant la nuit, il suait tellement, « qu'il se sentait comme dans l'eau. Il avait aussi une diarrhée « colliquative très forte, et parfois des épistaxis qu'il était difficile « d'arrêter. En faisant une large inspiration, il ressentait une « vive douleur dans le poumon droit. Il y avait un an et demi « qu'il était tombé malade à la suite d'un refroidissement, et il « allait de jour en jour plus mal malgré les soins que lui donnaient « deux des plus célèbres médecins de Gœttingue.

« Dans la soirée, le docteur Girtanner lui fit respirer un « mélange d'un quart d'acide carbonique pour deux quarts d'air « atmosphérique. Après être resté quelques secondes sans remuer, « le malade dit qu'il sentait comme si on lui eût enlevé un poids « qui eût jusqu'alors pressé sur lui ; il pouvait respirer plus libre- « ment, et il éprouvait dans le poumon droit une sensation de « chaleur douce et agréable. Au bout d'un quart d'heure, il ins- « pira une seconde dose du mélange, et au bout d'une demi- « heure, une troisième. On lui recommanda de ne manger que « des viandes fumées et salées, de s'abstenir de végétaux, de « boire de l'eau et de la bière, mais pas de vin. Pas d'autre pres- « cription.

« Jusqu'au 7 mai, il respira deux fois par jour, trois doses du « mélange gazeux sus mentionné. Après, on porte la quantité à « quatre doses chaque fois. Jusqu'au commencement de mai, il « continua à aller mieux ; son appétit revenait, il dormait assez « paisiblement la plus grande partie de la nuit, et sans tousser « beaucoup ; son expectoration était moins abondante et moins « jaune ; les épistaxis n'avaient pas reparu ; la fièvre hectique « était légère et ne durait que quelques heures, il était moins « maigre, il pouvait se promener dans sa chambre et se distraire « un peu. Le pouls seul n'allait pas mieux ; il était toujours petit, « dur et très fréquent : 120 à 130 par minute.

« Pendant les premiers jours de mai, sa santé reste à peu « près stationnaire, ce qu'on trouva lié à des causes morales et « non à des causes physiques. Quand elles n'existèrent plus, son

« état s'améliora si rapidement, que le docteur Girtanner sus-
« pendit, le 6 juin, l'administration du gaz. Le malade dormait
« alors très bien, n'avait plus de sueurs nocturnes, sa toux était
« sèche ; son pouls à 90 dans la matinée et 100 à 120 dans la
« soirée ; ses joues n'étaient plus d'un rouge vif ; ses mains
« n'étaient plus brûlantes, et il avait assez de force pour faire en
« une fois des promenades de deux à trois heures.

« Le 3 juillet, on lui permit de reprendre son régime antérieur;
« d'ailleurs il était fatigué des viandes salées et il se plaignait de
« ce que cela le faisait tousser.

« Le 4, à la suite d'une promenade par un temps froid et
« humide, il eut un frison et toussa toute la nuit ; mais le len-
« demain matin, il ne se plaignait que du froid.

« Le 8, il recommença à respirer le mélange gazeux. Il en prit
« quatre doses deux fois par jour, parties égales d'air et d'acide
« carbonique.

« Le 9, il remarqua que le poumon gauche semblait mainte-
« nant affecté, tandis que le droit paraissait sain. Cette douleur
« du côté gauche disparut cependant au bout de trois ou quatre
« jours de l'usage du gaz. Ensuite, pour diminuer la toux, il prit
« plusieurs jours de suite une potion opiacée en se couchant, et à
« partir de ce moment, sa guérison fit de rapides progrès.

« Vers le milieu d'août, la toux avait disparu, le pouls était
« de 70 à 80 ; les forces et l'appétit étaient revenus, ainsi que le
« sommeil ; le malade ne se plaignait de rien, si ce n'est d'une
« petite toux insignifiante. Le 27 du même mois, il se trouva
« assez vigoureux pour quitter Gœttingue et entreprendre un
« voyage d'environ 80 milles à pied, qu'il accomplit très bien.
« Aujourd'hui, il est parfaitement bien. »

Cependant, ajoute Demarquay, le jeune homme à la suite de ce voyage éprouva une rechute violente et mourut le 20 novembre 1795, malgré les inspirations d'acide carbonique.

Quoiqu'il en soit, il n'en est pas moins vrai qu'il y a eu dans ce cas une guérison temporaire, ou au moins une amélioration des plus évidentes. Du reste cette guérison apparente produisit à Gœttingue une profonde sensation ; des essais nouveaux furent tentés à l'hôpital de Richter, et c'est le résultat de ces essais qui fut le sujet de la dissertation inaugurale de Muehry (*On the use of the inspiration of fixed air in consumption.* Gœttingen 1796).

Citons aussi une observation de M. Goin, de St-Alban. Il existe des sources d'acide carbonique pur, dans cette station thermale, et sans avoir jamais eu la prétention de guérir la phtisie, M. Goin est arrivé à améliorer singulièrement et à enrayer, pour un temps plus ou moins long, des affections chroniques pulmonaires, par les inhalations.

OBSERVATION II

« Une demoiselle âgée de 18 ans, d'une constitution lympha-
« tico-nerveuse, arrive à St-Alban dans un état déplorable. Son
« habitude extérieure est celle d'une personne de douze ans, tant
« le corps est grêle et ses différentes parties peu développées.
« Point de travail menstruel ; asthénie générale des fonctions
« organiques et apathie morale. Chaque mois, pendant 7 à 8 jours,
« il survient de la toux avec un peu de chaleur dans la poitrine.
« Plusieurs membres de la famille sont morts phtisiques. Les
« eaux minérales en bains et en boissons donnèrent une certaine
« impulsion aux fonctions organiques, et pendant trois mois il y
« eut amélioration dans l'état général de cette malade. Mais
« alors, soit naturellement, soit par suite du vice de l'onanisme
« auquel elle se serait livrée, la poitrine devient plus particuliè-
« rement le siège de symptômes indiquant une vive irritation,
« tels que chaleur brûlante, toux sèche et fréquente, prenant
« un caractère paroxystique, dyspnée. Retour à St-Alban la
« saison suivante, mais dans un état si fâcheux, que l'usage des
« eaux n'était plus possible. La malade ne pouvait plus sortir de

« sa chambre ; l'air extérieur provoquait des crises de toux qui « anéantissaient les forces et se terminaient par des défaillances. « Ce fut alors qu'en désespoir de cause, nous employâmes le gaz « en inspiration. Trois mois d'une très belle saison furent con- « sacrés à ce nouveau traitement, aidé de toutes les ressources « de l'hygiène.

« En quittant St-Alban au bout de ce temps là, la constitution « de cette jeune personne s'était améliorée à mesure que la toux « énervante se calmait. Cette amélioration continua à faire des » progrès dans le midi de la France, où elle s'était rendue pour « y passer l'hiver et où les règles parurent pour la première « fois. »

Bien que ces deux observations soient anciennes et n'aient pas été interprétées comme nous croyons devoir le faire aujourd'hui, elles nous ont paru dignes d'être relatées.

Dans celle de Girtanner en effet, ne voyons-nous pas le malade dire lui-même qu'il sentait comme si on lui «enlevait un poids qui eût jusqu'alors pesé sur lui»? Nous ajoutons très légitimement une très grande importance à ces expressions mêmes des malades. C'est, il nous semble, une garantie de sincérité, et nous les avons très soigneusement consignées, toutes les fois que cela nous a été possible.

Nous passons immédiatement à des observations récentes qu'il nous sera plus aisé d'analyser et d'interpréter.

OBSERVATION III

(Service de M. Weill.)

Double cavité pulmonaire. — Laryngite tuberculeuse

Dev.... Joseph, 47 ans, teinturier, entre à la Salle St-Maurice le 21 janvier 1888, lit n° 10.

Pas d'antécédents héréditaires dignes d'être notés. Le malade lui-même a toujours joui d'une excellente santé ; il aurait eu la variole dans l'enfance et la fièvre jaune plus récemment à l'Ile de la Réunion.

Pas d'acoolisme avéré.

Quelques douleurs rhumatoïdes vagues. — En somme bonne santé jusqu'au mois de juillet 1887.

A cette époque, le malade ressentit pendant huit jours environ un malaise général avec abattement, anorexie. Puis, un matin, voulant se lever pour aller à son travail, il ne put le faire et retomba sans connaissance sur son lit ; il cracha alors abondamment un sang noirâtre pendant deux jours : la quantité de ce sang ainsi rendu a été environ de 3 à 4 verres à boire.

Le malade ne se rappelle pas s'il eut alors de la fièvre. Il garda le lit pendant quelques jours, puis reprit son travail sans être complètement remis. Depuis lors, sa santé resta toujours mauvaise ; il continua à cracher et à tousser, et une expectoration jaunâtre, avec stries de sang survint et demeura dès lors.

Le malade traîna jusque vers le milieu de janvier et fut obligé de s'aliter de nouveau ; la toux était revenue plus forte ; il ressentait de vives douleurs à la poitrine, il devint presqu'aphone et sa respiration était très pénible. Il éprouvait au niveau de la gorge, une sensation de cuisson et de gêne surtout pendant la respiration, la déglutition et la phonation.

Etat actuel. — Amaigrissement notable, remontant au début de son affection.

Faiblesse générale.

La face du malade est cyanosée ; la dyspnée est très forte. Le poumon donne à la percussion une forte diminution de la sonorité au sommet gauche en avant et en arrière et la percussion y est douloureuse. On entend à ce niveau un souffle amphorique très fort. La respiration est sourde et voilée dans le reste du poumon gauche.

A droite : on perçoit des gargouillements au sommet, et un souffle caverneux beaucoup moins fort que celui du côté opposé. Le reste du poumon droit laisse entendre une respiration rude.

Expectoration abondante, muco-purulente, parfois avec de petites stries sanguinolentes. Toux quinteuse, provoquant souvent des vomissements.

Anorexie ; les digestions sont difficiles ; diarrhée de moyenne intensité. La langue est saburrale, d'un gris sale sur son centre et sa base.

Les inhalations d'acide carbonique sont immédiatement commencées.

2 février : l'état général s'est amélioré. La cyanose a disparu. Plus de diarrhée. La dyspnée est bien moindre, de même que la gêne laryngée.

On note qu'à ce moment le malade présente des quintes de toux d'une demi-heure de durée environ. Respiration 38. Pouls 96.

A la date du 16 février : l'inhalation n'est commencée que depuis deux minutes et le malade dit qu'il sent que « sa poitrine s'ouvre. » La toux continue de temps à autre, mais elle est énormément moins pénible, et les crachats se détachent plus facilement.

Après l'inhalation qui a duré cinq minutes, « la respiration s'est établie entre les deux poumons » dit le malade et « elle se fait facilement. » La quinte cesse, abrégée d'un quart d'heure environ ; le malade dit qu'ordinairement après sa quinte il est extrêmement oppressé pendant très longtemps, tandis que maintenant, la respiration est facile. 16 R. par minute ; pouls 92. Les réflexes pharyngien et laryngien ont disparu complètement.

Immédiatement après l'inhalation, le malade dit que l'air lui arrive facilement « comme si on lui avait fait dans la poitrine un trou par lequel l'air entrerait. » Le bien-être a persisté pendant toute la journée et a même continué pendant la nuit qui a été bien plus calme que d'habitude, l'oppression étant bien moins forte.

17 février. La nuit passée a été très calme, et la journée meilleure que les précédentes ; les quintes de toux ont été moins nombreuses et bien moins fortes.

19 février. Pas d'inhalation hier, ni ce matin. Ce soir, le malade vient d'avoir une quinte de toux d'environ 20 minutes ; elle a été très forte et a considérablement oppressé le malade. Sa respiration est à 40. Le pouls est à 100. Le réflexe pharyngien est très sensible. La région antérieure du cou d'une sensibilité normale.

Inhalation de 5 ou 6 minutes environ ; le malade se trouve bien mieux, la respiration est bien plus facile. Respiration 24. Pouls 100. Le réflexe pharyngien est presque aboli ; son attouchement provoque encore de la toux, mais quelques nouvelles inhalations le calment de suite.

20 février. Les quintes de toux qui précédemment étaient au nombre de 12 à 15 chaque nuit, ont diminué au moins de moitié comme nombre ; elles sont également beaucoup plus courtes et moins pénibles.

24 février. Depuis deux jours, pas d'inhalation, pas d'oppression. 4 quintes dans les 24 heures ; chacune dure un quart d'heure environ en tout. Le malade peut dormir couché ; il était avant dans l'orthopnée.

28 février. Hier soir, une toux non quinteuse, mais se répétant fréquemment, fatiguait le malade ; il a alors respiré de l'acide carbonique et la toux s'est éteinte presque de suite, la nuit a été bonne.

3 mars. Le malade n'éprouve toujours pas le besoin de recourir à l'acide carbonique.

4 mars. Hier soir, toux assez forte et très gênante jusqu'à 11 heures du soir ; inhalation de 2 minutes ; la respiration est devenue bien plus facile et le sommeil a été possible.

11 mars. Le malade n'a pas pris d'acide carbonique depuis huit jours ; il n'a pas eu d'accès depuis.

15 mars. Le malade avait pris de l'acide carbonique à 10 heures et demie du matin ; on a pu constater que l'anesthésie pharyngienne persistait jusqu'à 3 heures de l'après-midi ; à ce moment le malade a dû se gargariser, et à la suite de cette opération, l'anesthésie a cessé.

20 mars. L'état général s'est beaucoup aggravé depuis deux jours ; l'action de l'acide carbonique devient insignifiante. Œdème des membres inférieurs.

Mort le 25 mars. A l'autopsie, on constate, des deux côtés de grandes cavités pleines de pus et des granulations disséminées dans toute l'étendue des poumons.

Ulcérations du larynx nettement tuberculeuses.

Il s'agit là d'une phtisie ulcéreuse à marche rapide. Pas un instant on n'a pu, même avec l'amendement si considérable des symptômes, se faire illusion sur l'issue définitive et même prochaine. Les services rendus au malade ont cependant été considérables, et nous n'en voulons pour preuve que l'enthousiasme avec lequel il racontait ses sensations et la spontanéité qu'il mettait à réclamer lui-même l'acide carbonique.

Outre ces résultats généraux incontestables et très considérables, nous pouvons encore retirer de cette importante observation d'autres faits très bien établis :

1° Effet immédiat sur la dyspnée, sur la toux, effet véritablement inhibitoire et effet constant.

2° Effet prolongé pendant huit, dix jours, sur la dyspnée, non seulement paroxystique, mais sur la dyspnée permanente, se traduisant alors par une diminution très notable des respirations dans l'unité de temps, par la possibilité de dormir couché...

3° Diminution du réflexe pharyngien et de la douleur laryngée, et, comme résultats extrêmement agréables au malade de ces deux faits, déglutition aisée et diminution du nombre et de l'intensité des quintes de toux.

OBSERVATION IV

(Service de M. Weill).

M... Louis, 37 ans, sculpteur sur bois, entre le 31 janvier 1888, Salle St-Maurice, lit n° 7.

Pas d'antécédents héréditaires dignes d'être notés.

Rougeole dans l'enfance. En 1870, il eut une affection thoracique, très probablement une pleurésie de la base gauche. Depuis lors, il n'a cessé de tousser tous les hivers.

Pas de syphilis. Léger alcoolisme.

Il y a 3 ans, le malade fit un séjour de deux mois dans le service de M. Raymond Tripier, pour une « pneumonie tuberculeuse, » diagnostic du chef de service.

Jamais il n'eut d'hémoptysies jusqu'à ce moment. Il y a quatre mois, il s'en produisit pendant quatre jours consécutifs, le malade perdant environ la valeur d'un verre de sang chaque fois. Il put reprendre son travail au bout de huit jours environ ; il ne s'est pas arrêté jusqu'à il y a environ quatre jours. A cette date, se reproduisit une hémoptysie presqu'aussi abondante que les premières, le sang sortant presqu'à flots et sans efforts de toux ; les jours suivants, le malade rejeta encore du sang mélangé à des crachats, et la nuit dernière, une autre forte hémoptysie survint de nouveau.

Etat actuel : Affaiblissement général notable, sans amaigrissement bien marqué.

Le soir, les régions malléolaires deviennent un peu douloureuses, sans œdème.

Céphalalgie frontale très fréquente depuis ces quatre derniers mois.

Etat digestif bon ; selles et miction normales ; cependant depuis quelques jours, le malade a remarqué que son urine est foncée et qu'elle provoque une sensation de chaleur, le long du canal, pendant la miction.

Pouls rapide, plein, régulier. Rien au cœur.

Un peu de fièvre le soir.

Toux fréquente, peu douloureuse ; les crachats contiennent du pus mélangé à une expectoration aérée, et un sang rouge vif environ deux fois plus abondant que le reste des parties constituantes de ces mêmes crachats.

Aux poumons : matité légère dans la moitié supérieure du poumon droit ; craquements dans toute la hauteur de ce poumon.

12 février. — Les crachats ont continué à être sanglants pendant 5 ou 6 jours. Actuellement, l'expectoration muqueuse est aérée, mélangée à de petits grumeaux de pus ; les hémoptysies ont cédé à des injections d'ergotinine.

16 février. — Première inhalation d'acide carbonique pendant cinq minutes ; aussitôt après, le malade dit que « cela lui met de l'air dans la poitrine. » La dyspnée, d'intensité moyenne avant l'inhalation a disparu. La facilité respiratoire a persisté longtemps.

18 février. — Depuis la première séance, le malade a respiré de l'acide carbonique deux fois par jour et en a toujours été soulagé.

19 février. — Hier soir, le malade n'a pas fait de séance d'inhalation ; la nuit a été bien moins bonne que les précédentes ; ce matin il a repris le gaz et se trouve bien moins oppressé depuis.

L'oppression du malade se présentait de la façon suivante : un peu de gêne continuelle, puis des quintes de toux suivies d'une dyspnée très forte, avec anxiété, battements de cœur, puis au bout de dix minutes, la respiration redevenait plus facile.

Il n'a jamais respiré d'acide carbonique au moment d'un accès ; il en inhalait seulement deux fois par jour, matin et soir, et cela a suffi pour agir tout à la fois sur les quintes de toux et sur la dyspnée qui sont devenues bien moins fréquentes et moins fortes.

Cet effet dure depuis huit jours ; les nuits sont bien meilleures, le malade peut dormir pendant une bonne partie de la nuit.

24 février. — Hier le malade a respiré deux fois de l'acide carbonique ; il a remarqué qu'en le prenant loin du repas, l'effet était meilleur. Autrefois, il ne mangeait plus à partir de 2 heures du soir, pour ne pas augmenter sa dyspnée qui arrivait à son maximum, aux approches de la nuit. Maintenant il fait un repas à 11 heures du soir, après avoir fait ses inhalations à 5 heures. Il a remarqué en effet que les inhalations trop rapprochées du repas, contrarient la digestion.

Il sort considérablement amélioré.

Dans cette observation, l'effet sur les paroxysmes est moins net, la forme de la dyspnée était en effet bien moins paroxystique que dans la précédente, et le malade avait adopté des heures dont il ne s'écartait pas. En revanche, la marche même de l'affection étant beaucoup moins sévère que chez le malade précédent, nous pouvons constater une atténuation très considérable de la dyspnée permanente et de ses paroxysmes, et une atténuation durable.

Un fait non moins important qui se dégage, c'est tout au moins l'innocuité absolue de l'acide carbonique dans les formes hémoptoïques de la tuberculose.

On lit à ce sujet, dans Herpin de Metz : « La contre-indication des inhalations de gaz carbonique est précise, elle a lieu toutes les fois qu'une affection des voies respiratoires est accompagnée d'éréthisme du système circulatoire. »

Ailleurs : « Les inhalations d'acide carbonique sont très utiles dans la tuberculisation imminente, quand celle-ci a un caractère torpide, et qu'il n'y a pas lieu de craindre des congestions inflammatoires ni la toux hémoptysique. »

Cette contre-indication ne nous paraît pas fondée, et nous n'avons pas vu les hémoptysies, que l'ergotinine avait fait disparaître, se montrer de nouveau sous l'influence de l'acide carbonique, inhalé pendant un mois régulièrement.

En ce qui concerne les fonctions digestives, nous trouvons très rationnelle la méthode du malade d'éloigner ses inhalations le plus possible du repas. Sans parler, en effet, de l'inhibition possible des nerfs moteurs ou glandulaires de l'estomac (pure hypothèse), il pouvait se produire des flatulences nuisibles à la bonne digestion, par le fait de la déglutition d'une partie du gaz.

Voici une autre observation, intéressante surtout par la toux coqueluchoïde avec vomissements symptômatiques d'une lésion tuberculeuse des poumons.

ORSERVATION V

(Service de M. Weill.)

Ch... Vincent, 33 ans, maçon, entre à la Salle St-Maurice le 18 janvier 1888.

Rien dans les antécédents héréditaires.

Rougeole dans l'enfance — Tempérament robuste ; ni alcoolisme, ni syphilis, ni rhumatisme.

Pneumonie soignée à l'Hôtel-Dieu, il y a 10 ans, qui ne laissa absolument aucune trace.

Il y a 6 mois, se déclara chez le malade une coqueluche, ou plutôt, survint une toux coqueluchoïde qui, loin de s'amender, ne fit que croître progressivement.

Actuellement, le malade est affaibli ; depuis 4 mois, il a perdu 3 kilogr. environ ; il tousse surtout la nuit, tandis que le jour il est plus calme ; ses efforts de toux amènent souvent des vomissements muqueux.

Jamais d'hémoptysie ; l'expectoration est abondante, muqueuse, très aérée, avec quelques rares grumeaux d'un pus jaune clair.

Rien au cœur.

Aux poumons, la sonorité à la percussion est normale, sauf une légère matité au-dessous de la clavicule droite; douleur légère à la percussion en ce point.

L'auscultation ne révèle d'anormal qu'une expiration prolongée, soufflante dans la fosse sus-épineuse droite. Pas de râles.

Beaucoup de fièvre le soir; le sommeil est troublé par la toux.

L'appareil urinaire, de même que l'appareil digestif fonctionnent bien.

16 février (5 h. du soir). — Le malade vient de prendre son repas et se trouve un peu oppressé : Respiration : 26. Pouls : 100.

Le réflexe pharyngien est très accentué.

Inhalation d'acide carbonique pendant 5 minutes ; le malade, inhabile, avale les premières bouffées et accuse un picotement très fort dans le gosier. Modifiant sa façon d'agir et ne faisant plus que respirer le gaz, aucune sensation désagréable ne se produit. Aussitôt que cesse l'inhalation, le malade dit qu'il se sent bien et que l'oppression a diminué.

La respiration est à 24, le pouls est resté à 100. Le réflexe pharyngien est aussi accusé qu'avant. La nuit suivante a été meilleure que d'habitude.

17 février. — Pas d'inhalation ; il s'est produit plusieurs quintes de toux et des accès d'oppression.

18 février, soir. — Inhalation de 5 minutes. Soulagement immédiat. L'oppression a disparu.

20 février. — Pendant le jour, le malade a un fond d'oppression, qui est faible ; toutes les 2 ou 3 heures environ, il se produit des quintes de toux de 10 à 15 minutes, suivies d'une dyspnée de 5 à 10 minutes. La nuit, les quintes duraient une demi-heure ou trois quarts d'heure et étaient suivies d'une oppression de même durée. Depuis qu'il respire de l'acide carbonique, les quintes ont également bien diminué de fréquence, de durée et d'intensité ; les nuits bien meilleures laissent la malade reposer tranquillement. Jamais non plus, il n'a respiré au moment de la quinte. C'est, dit le malade, le seul remède qui ait agi jusque-là.

23 février. — Le malade sort très amélioré.

L'observation précédente ne renferme pas beaucoup de détails sur les vomissements du malade. Sa toux coqueluchoïde et quinteuse avait cependant disparu, et il est assez légitime d'induire que les vomissements avaient été très améliorés de ce seul fait.

M. le professeur Perroud, notre maître, nous a dit du reste, qu'en ville, un tuberculeux adulte qu'il soignait, avait vu disparaître ses vomissements par le fait des inhalations d'acide carbonique ; ce fut un remède essayé en désespoir de cause, et qui réussit cependant après qu'une foule d'autres avaient échoué. Nous sommes convaincus que, dans ce cas, on doit attribuer l'action bienfaisante du gaz, à son action inhibitoire sur les centres nerveux, par suite de l'excitation du larynx, bien plutôt qu'à son absorption par les voies digestives. Il est, en effet, extrêmement probable que la Potion de Rivière avait été administrée, et cela sans succès.

Nous avons sous les yeux un certain nombre d'autres observations de tuberculeux traités dans le service de M. Weill. On nous permettra de ne pas les reproduire. Nous avons cité les plus saillantes et les plus démonstratives.

Nous pouvons dire que chez tous, à des degrés nécessairement variables avec les conditions individuelles, l'effet produit a été constant. Chez tous, le paroxysme dyspnéique a été soulagé presque immédiatement, tous aussi en ont éprouvé de bons effets pour la dyspnée permanente — et, chose curieuse, tous ont eu pour traduire l'effet ressenti des expressions personnelles, plus ou moins éloquentes, mais toujours sincères. Détail à noter enfin, le soulagement apporté par l'acide carbonique est presque exclusivement subjectif, et ne s'apprécie pas toujours, rarement même, dirons-nous, par une diminution du nombre des respirations.

Avant de clore la série des observations de M. Weill, relatives à la tuberculose pulmonaire, nous tenons à rapporter encore une observation d'une malade qui venait quotidiennement à l'hôpital pour faire ses inhalations.

OBSERVATION VI

Tuberculose pulmonaire au début. — Dyspnée. Toux quinteuse.

J.... Victorine, 26 ans, repasseuse.

Père mort jeune ; mère morte d'affection inconnue.

Bonne santé antérieure ; mariée il y a 6 ans ; un avortement ; 3 grossesses ; 1 enfant mort de bronchite.

Il y a 6 mois, elle s'aperçut d'une dyspnée intense que provoquaient la moindre ascension, le moindre exercice, ou une conversation un peu prolongée. En même temps, elle se plaignait d'une toux sèche, quinteuse, avec expectoration muco-purulente qui la tourmentait à chaque instant.

Elle a même eu il y a 3 mois, 2 ou 3 hémoptysies légères.

Tous ces symptômes sont attribués par elle à l'épuisement.

Au thorax, à droite, en arrière, auscultation et percussion négatives.

A gauche, pas de modification appréciable de la sonorité. Inspiration légèrement soufflante. Râles humides en grand nombre.

Mêmes signes en avant sous la clavicule.

Rien au cœur.

Nervosisme très accusé.

Traitée au début par les topiques, de la créosote et de l'huile de foie de morue, elle fit sa première inhalation d'acide carbonique le 5 mars ; chacune de ces inhalations avait une durée de *deux* minutes.

Au moment où nous l'avons examinée, elle en était à sa cinquième inhalation. La toux n'était déjà plus quinteuse ; et la respiration se faisait bien plus librement.

Il lui semblait que son poumon gauche se dégageait.

La satisfaction de la malade était très grande.

La malade qui depuis plusieurs mois toussait constamment en est arrivée après huit jours d'inhalation à ne plus avoir dans les 24 heures que 2 ou 3 secousses insignifiantes.

L'oppression avait complètement disparu. L'appétit revenait et elle engraissait.

Au bout de 15 jours de traitement elle a cessé ses inhalations ; on n'a plus eu de ses nouvelles.

Voici, enfin, une observation provenant du service de M. le docteur Faivre, médecin des hôpitaux, que notre ami, Adrien Pic, interne des hôpitaux, a bien voulu nous communiquer. Plusieurs malades ont suivi le traitement, toutes ont été extrêmement soulagées, nous a dit M. le docteur Faivre. Nous regrettons de n'avoir qu'une seule observation complète.

OBSERVATION VII

R. Eugénie, 21 ans, cuisinière, entre le 24 janvier 1888, Salle 2es femmes, à l'Hôtel-Dieu, lit n° 20.

Pas d'antécédents héréditaires dignes d'être notés. Santé toujours délicate ; sujette à s'enrhumer. Otorrhée gauche ancienne.

Depuis l'âge de 14 à 15 ans, elle a toussé un peu, et vers 18 ans, elle aurait eu des hémoptysies qui se sont renouvelées à deux ou trois reprises.

Actuellement, la malade dit avoir maigri un peu. Elle a perdu l'appétit ; ses forces ont considérablement diminué. Elle présente une tendance aux lipothymies ; a des battements de cœur.

La moindre marche lui occasionne une oppression très vive.

Pâleur générale des téguments, décoloration des muqueuses. Aux poumons, matité dans tout le côté droit en arrière et dans le tiers supérieur à gauche.

A l'auscultation, râles nombreux, gargouillement dans tout le côté droit. Souffle caverneux au sommet. En avant, matité accusée surtout au sommet droit, gargouillements et craquements nombreux.

A gauche, en avant, quelques râles, pas de craquements. Au cœur : souffle anémique, bruit de diable dans les vaisseaux du cou. La malade se plaint de bourdonnements dans les oreilles.

Digestion facile. Constipation.

A la date du 20 avril. Depuis le 20 mars, jusqu'au 17 avril, la malade qui avait tous les jours, surtout dans la soirée des crises dyspnéiques intenses, a été soumise aux inhalations d'acide carbonique ; elle a fait chaque jour une séance de deux minutes et demie de durée.

Dès le 2e jour du traitement, la malade manifesta spontanément une diminution de la dyspnée ; le soulagement, à la suite de l'inhalation, s'est maintenu jusqu'il y a huit jours.

L'effet calmant, au dire de la malade, ne serait pas immédiat, mais ne commencerait que 2 ou 3 heures après l'inhalation. Comme elle fait ses séances le soir, elle a en général une nuit calme, tandis qu'auparavant l'insomnie était constante.

Depuis qu'elle est en traitement, les signes locaux de la tuberculose n'ont pas fait de progrès sensibles ; l'état général, au lieu d'empirer, est demeuré stationnaire ; il est même un peu meilleur. Les fonctions digestives sont les mêmes.

Depuis huit jours environ, l'effet des inhalations est beaucoup moins sensible ; aussi l'acide carbonique a-t-il été suspendu depuis le 17 courant.

A l'auscultation on constate, il est vrai, un phénomène nouveau qui rend bien compte de ce retour de la dyspnée ; on trouve en effet à la base droite, tous les signes d'un épanchement (matité, abolition des vibrations, égophonie, léger flot pleurétique).

La dyspnée est cependant moins intense qu'avant le début des inhalations.

Nous trouvons dans cette observation, un détail curieux qu'aucun malade ne nous avait signalé, à savoir l'intervalle de temps qui séparait l'inhalation de la cessation de la dyspnée. Est-ce la réalité absolue? est-ce plutôt une interprétation peu fidèle de la malade?

Quoiqu'il en soit, voilà une tuberculose grave, évoluant, qui, sous l'influence des bienfaits des inhalations sur sa dyspnée, est devenue stationnaire, a permis en un mot à la malade de résister au processus bacillaire.

Nous avons encore sous les yeux une observation d'un malade du service de M. Weill, atteint de tuberculose pulmonaire, avec ramollissement au sommet gauche et induration au sommet droit, atteint d'une oppression continuelle avec accès paroxystiques, et qui au bout de 4 ou 5 inhalations, vit sa dyspnée diminuer extrêmement d'intensité, et cela pendant 2 ou 3 jours consécutivement sans qu'il eût besoin, dans cet intervalle, de recourir à l'acide carbonique.

Enfin, à la date du 31 mars, nous voyons que le malade n'a plus fait d'inhalations depuis 12 jours, et que l'oppression n'a cependant pas reparu — l'expectoration est bien moins abondante.

C'est là un exemple, qui vient après bien d'autres, d'accumulation et de persistance de l'effet eupnéique de l'acide carbonique.

Nous en avons fini avec les observations de tuberculose. Soit que ces dernières l'emportent comme nombre, ou comme qualité, soit que réellement nous devions trouver en elles les témoignages les plus favorables à la méthode, nous devons le dire déjà, pour y revenir plus tard: ce sont les tuberculeux avérés, en évolution, ces tuberculeux, qui dans le milieu hospitalier traînent. leur existence pendant quelques mois et deux ou trois ans au plus, qui nous ont paru bénéficier le mieux des inhalations.

Nous avons vu les lésions les plus graves du poumon, avec ou sans laryngite, ne pas annuler l'effet de l'acide carbonique, et dans tous les cas, la dyspnée, qui chez nos malades était le symptôme dominant, être améliorée dans de très grandes proportions.

Nous allons voir maintenant l'effet produit par le traitement sur les affections pulmonaires non spécifiques, catarrhe-emphysème, asthme, bronchite chronique.

Pour l'asthme essentiel, si rare dans les hôpitaux, nous n'avons pas pu nous procurer d'observations. Nous devons donc, en très peu de lignes, faire à la littérature quelques emprunts sur ce sujet.

§ II. — Asthme. — Catarrhe-emphysème. — Bronchite chronique.

Herpin, de Metz, écrit que l'inhalation d'air atmosphé rique additionné d'une faible quantité d'acide carbonique est très favorable aux personnes atteintes d'asthme, spécialement d'asthme *muqueux* et *emphysématique*.

Lorsque l'asthme est très ancien, atonique, qu'il est accompagné d'une expectoration abondante de mucosités, lorsqu'il y a emphysème ou dilatation des alvéoles pulmonaires, ou encore si l'asthme est dû à une névrose de l'appareil respiratoire, le gaz carbonique est très utile, en ce qu'il détermine une excitation dans l'organe pulmonaire et qu'il produit en même temps une diminution de la sécrétation morbide des mucosités.

M. Willemin a essayé à Vichy cette médication avec le plus grand succès. Beddoës parle d'un asthmatique qui allait se guérir d'un accès d'asthme dans la galerie la plus élevée d'une salle de théâtre.

M. Germain Sée, dans son remarquable article Asthme, du dictionnaire de Jaccoud nous dit : « A son début, l'accès d'asthme n'est qu'une excitation centripète du nerf vague et du nerf laryngé supérieur. »

En clinique, on connaît bien le carctère capricieux de l'asthme, la diversité et souvent la bizarrerie des petits procédés employés par les asthmatiques pour se soulager dans un accès. — Il nous semble donc, sans l'avoir nous-mêmes expérimenté, que l'acide carbonique doit avoir, en raison même de son mode d'action, un effet très favorable dans ce cas. Mais les théories les plus séduisantes, sont bien peu vérifiées parfois par les faits, aussi ne concluerons-nous rien, bien décidés que nous sommes à poursuivre nos expériences.

Voici cependant une observation faite par M. le Dr Goin, de St-Alban :

OBSERVATION VIII

« Deveau, menuisier, âgé de cinquante-cinq ans, d'un tempé-
« rament nerveux sanguin, fortement constitué, était affecté
« *d'accès d'asthme depuis dix ans.* Ces accès survenus sans cause
« appréciable, s'étaient aggravés chaque année ; ils avaient rendu
« impossible le coucher horizontal et imprimé au dos et aux
« épaules une voussûre très prononcée. Depuis quelque temps,
« les accès se répétaient tous les soirs régulièrement et avec
« beaucoup d'intensité.

« M. le docteur Pétra de Montagny m'avait adressé ce malade
« pour qu'il fût soumis exclusivement à l'usage du gaz. Je lui
« fis en conséquence respirer cet agent gazeux chaque soir, très
« peu de temps avant l'heure présumée des accès. Ceux-ci s'en
« trouvaient rapidement amoindris, quant à leur intensité; puis
« au bout de quinze jours, ils ne parurent plus le soir. Mais
« quelques étouffements dans la matinée annoncèrent leur
« tendance à se reproduire à une autre heure. Le malade averti
« et sur ses gardes, ayant eu recours à l'inspiration du gaz
« aussitôt qu'il éprouvait quelques symptômes avant-coureurs
« de ses attaques d'asthme, parvint enfin de cette manière à les
« éloigner définitivement.

« Pendant une année entière, la guérison ne s'est pas démentie ;
« mais, après cette époque, des accès d'étouffements légers et
« irréguliers recommencèrent à se faire sentir. Soumis de nou-
« veau à la même médication, Deveau a été complètement
« débarrassé de son affection. »

Nous allons retrouver dans les observations suivantes sensiblement les mêmes résultats que chez les tuberculeux.

Les malades ont été suivis moins longtemps : toujours après l'inhalation, amélioration immédiate très considérable, prolongée plus ou moins longtemps, avec des phénomènes subjectifs très variables suivant les malades, leur tempérament, leur plus ou moins grande docilité.

OBSERVATION IX

Pneumonie en résolution. — Cœur faible et lent. — Laryngite antérieure à la pneumonie. — Emphysème pulmonaire

V... Jean-Claude, 58 ans, cultivateur, entre à la salle Saint-Maurice, service de M. Weill, le 27 janvier 1888.

Pas d'antécédents héréditaires à noter. Quelques accidents rhumatismaux il y a quelques années. Fièvre paludéenne à Philippeville en 1847.

Jusqu'il y a six semaines, le malade s'est bien porté, il ne toussait pas. A cette époque, il croit avoir pris froid et il eut de l'angine : douleur dans le fond de la bouche, cuisson, légère douleur à la déglutition, et un peu d'enrouement. Pendant trois semaines, les choses restèrent en cet état, puis un matin, le malade s'éveilla avec une aphonie presque complète et une fièvre intense, il ressentit des frissons, puis un point de côté à droite, et en même temps, une courbature très forte. Toux et expectoration rouillée à cette époque pendant quatre ou cinq jours.

Actuellement, fièvre légère le soir, dyspnée d'intensité moyenne, le point de côté a disparu. Toux pénible, quinteuse. Expectoration assez abondante, muqueuse et aérée.

Raucité de la voix. Cuisson et douleur laryngées. La percussion du poumon dénote de la matité dans les deux tiers inférieurs à droite. Dans toute cette région, on entend de nombreux râles sous-crépitants à l'inspiration. Dans le reste des poumons, la respiration est normale, simplement puérile au sommet droit.

Battements du cœur sourds, sans souffle. Etat digestif assez bon.

Pas d'albumine dans les urines.

2 février. — Depuis deux ou trois jours, le malade prend des accès d'oppression nocturne qui l'obligent à rester assis ; ces accès s'accompagnent d'une expectoration qu'il a de la peine à détacher.

9 février. — L'oppression s'accroît, et se produit surtout la nuit.

15 février. — Le malade a respiré hier soir environ deux ou trois litres d'acide carbonique ; il en a ressenti un soulagement immédiat et qui a persisté pendant toute la nuit. Sa respiration est devenue beaucoup plus facile, la gêne laryngée a diminué, et sa toux est moins fréquente et moins pénible, car, dit-il, ses crachats se détachent mieux. Le sommeil a été bien meilleur que jusqu'ici.

16 février. — Hier soir, nouvelle inhalation d'acide carbonique ; avant de la faire, le malade se plaignait que l'oppression était revenue ; le soulagement s'est encore fait sentir de suite, et ce matin, le malade nous dit qu'il a très bien dormi, qu'il n'avait pas eu encore une nuit aussi bonne depuis qu'il est malade.

Anesthésie du pharynx : le réflexe n'a pas été examiné avant les inhalations.

17 février. — Depuis qu'il a commencé ses inhalations, sa dyspnée a beaucoup diminué, il n'a pas éprouvé aujourd'hui le besoin de se soulager de nouveau en respirant l'acide carbonique.

11 mars. — Le malade a cessé ses inhalations depuis une huitaine de jours, pas de dyspnée depuis.

13 mars. — Sort extrêmement amélioré.

Voici encore une autre observation d'emphysémateux :

OBSERVATION X

Catarrhe. — Emphysème

Th... Frédéric, 67 ans, souffre d'un catarrhe depuis trente ans. Il a toujours une expectoration très abondante. Rhumatisme articulaire en 1870.

Il est sujet à des exacerbations fréquentes de sa dyspnée ; depuis huit jours surtout, sous une influence inconnue, il est en proie à une violente oppression, qui procède surtout par accès, et s'exaspère par la marche et les ascensions.

En même temps, toux opiniâtre, non quinteuse, palpitations de cœur, décubitus dorsal insupportable. Aux poumons, signes de bronchite et d'emphysème. Rien au cœur. Pas d'albumine dans les urines.

Quand nous avons vu le malade, il en était à sa quatrième inhalation ; chacune d'elles avait duré deux minutes. Avant l'inhalation, disait-il, il comparait son thorax à un soufflet qui ne pouvait pas s'ouvrir entièrement, depuis, sa respiration était libre.

L'amélioration n'est pas limitée exactement aux quelques minutes qui suivent l'inhalation ; le bon effet se prolonge toute la journée.

Voici maintenant une observation provenant du service des vieillards de la Charité, que nous devons à l'obligeance de M. André Frécon, interne du service.

OBSERVATION XI

Service de M. Colrat

Emphysème. — Bronchite chronique. — Orthopnée

Jean Ch..., 75 ans.

Pas d'antécédents héréditaires, aucun antécédent pathologique personnel.

Le malade a toujours été d'une faible constitution, il a été exempté du service militaire pour ce motif.

Depuis longtemps, il a des bronchites répétées tous les hivers, jamais d'hémoptysies, pas d'amaigrissement, pas de sueurs nocturnes. Il y a une vingtaine d'années que le malade tousse et est oppressé. Il dut même à cette époque, et pour cette raison, quitter la profession de tisseur, trop pénible pour lui. Depuis treize ans il a dû quitter tout travail.

Séjour de quatre ans à l'hospice d'Albigny, dont trois passés à l'infirmerie. Dès cette époque, la dyspnée était très accentuée, et souvent, soit pendant la nuit, soit dans la journée, il était contraint de demeurer assis sur son lit.

Depuis un an, il est à l'infirmerie des vieillards, à la Charité. Les accès d'oppression sont devenus plus rapprochés, le malade dort très peu la nuit, il est constamment dans l'orthopnée.

Actuellement, le malade est toujours assis sur son lit, respirant avec peine et pris d'un accès de suffocation dès qu'il se couche. Il tousse beaucoup, mais expectore moins qu'autrefois. L'expectoration est muco-purulente ; les membres inférieurs sont fortement œdématiés jusqu'aux genoux.

A l'examen du thorax, on ne constate ni déformation, ni voussure. Exagération de la sonorité à la percussion.

A l'auscultation, respiration très obscure, inspiration brève, expiration prolongée. Râles muqueux très nombreux et disséminés dans toute l'étendue de la poitrine, surtout aux deux bases.

Au *Cœur*, les battement faibles, sourds et précipités, sans souffle.

Les *urines* sont légèrement albumineuses.

Depuis le 23 mars, le malade a été soumis assez régulièrement aux inhalations d'acide carbonique, pratiquées deux fois par jour et pendant cinq minutes. Dès les premières séances, le malade a été notablement amélioré.

Les séances d'inhalations sont pratiquées à 5 heures du matin et à 5 heures du soir. L'oppression est moins marquée dans la journée ; le malade dit que la respiration « lui semble plus légère. » Toutes les nuits, depuis le traitement, le malade s'endort appuyé sur son oreiller, depuis 2 heures jusqu'à 5 heures environ, ce qui ne lui était pas arrivé depuis fort longtemps.

Il se trouve aussi fatigué au réveil.

4

Quelque mauvaises que soient les conditions chez un malade où la dyspnée est assez forte et dure depuis assez de temps pour avoir amené un retentissement marqué sur le cœur et sur les reins, le résultat a été très satisfaisant. Le bien-être et le sommeil sont revenus et se sont prolongés longtemps. Le malade a encore de temps à autre recours à ses inhalations.

Nous avons sous les yeux une autre observation analogue d'un vieillard de 85 ans. L'amélioration a été aussi très marquée, quoique moins manifeste que dans la précédente.

Voici encore une autre *observation de bronchite fétide généralisée*, compliquée de laryngite, où l'examen des crachats, au point de vue bacillaire, a toujours été négatif.

Il s'agit d'un jeune homme de 27 ans, qui avait toujours joui d'une santé excellente.

Depuis un mois environ, à son entrée à l'hôpital, il avait vu survenir une toux fréquente, quinteuse, pénible, empêchant tout repos la nuit, avec une expectoration très abondante, amaigrissement rapide et raucité de la voix.

Actuellement, la toux est très fréquente, revient souvent et amène l'insomnie.

Crachats nummulaires, très fétides.

A l'examen de la poitrine, phénomènes de bronchite, sans aucun signe de ramollissement.

Le 27 mars. — 4 jours après son entrée, on lui fait faire une inhalation d'acide carbonique pendant deux minutes. A la première inhalation, le malade dit n'avoir ressenti aucune modification, ni de la toux, ni de la respiration.

Le 28 mars. — Nouvelle inhalation, sans aucune modification de la toux.

A dater du 31 mars, le malade qui a continué à respirer tous les jours de l'acide carbonique, commence à ressentir aussitôt après l'inhalation une sensation de bien-être, qui ne persiste pas très longtemps, car la toux ne tarde pas à apparaître. La déglutition est très pénible et le larynx tout particulièrement douloureux.

Le malade eut à subir des cautérisations pharyngiennes qui amendèrent sa toux.

Nous voyons là un fait déjà constaté dans une précédente observation ; à savoir que, contrairement à ce qui semblerait devoir être, l'état inflammatoire prédominant du larynx, qu'il soit spécifique ou non, est une condition plutôt défavorable. La douleur n'est nullement calmée.

De plus, nous constatons un fait de résistance première à l'action du gaz. Ce n'est qu'à la troisième séance que cette résistance a été vaincue. Il y a là, en réalité, une véritable éducation du système nerveux à faire, qui devient impressionnable très vite en général, mais pas toujours immédiatement.

Nous pensons donc que, dans tous les cas, les inhalations d'acide carbonique sont appelées à rendre de très grands services. Nos observations ne sont certainement pas toutes aussi belles que dans les cas de tuberculose. Ce résultat est certainement dû surtout à ce que la méthode a été observée moins longtemps et aussi moins régulièrement — toujours cependant les malades en ont retiré un bénéfice très considérable.

§ III. — Coqueluche

Nous n'avons que deux observations s'y rapportant : une d'un garçon de 15 ans du service de M. le professeur

Lépine, l'autre qui nous est personnelle et se rattachant à une petite fille de 6 ans, clinique des maladies des enfants à la Charité.

Chez M. le professeur Lépine, d'abord, les inhalations n'ont pas été faites avec de l'acide carbonique pur; nous aurons à revenir sur cette méthode.

Enfin, en ce qui concerne notre cas, nous devons d'abord énoncer une question préjudicielle. La méthode est presque inapplicable chez les enfants, à cause de leur absence de docilité, de leur effroi.

Ils rendent ensuite compte de leur sensation d'une façon fort obscure, nulle souvent.

Il nous est donc impossible de donner des conclusions. Dans les conditions d'expérience que nous venons d'indiquer, les résultats ont été négatifs. Le nombre des quintes surtout n'a pas été diminué.

Les deux cas que nous produisons se rapportent à des coqueluches simples, sans complications. Il n'y avait aucun élément dyspnéique, et ce n'est certes pas nous qui avons la prétention d'agir par-dessus les symptômes, sur le principe assurément infectieux et si résistant de cette affection.

§ IV. — Dyspnées cardiaques et urémiques

On conçoit comment, guidés que nous sommes par le principe général de la méthode thérapeutique, nous avons essayé l'action des inhalations dans les cas de dyspnée d'origine différente.

L'effet a été beaucoup moins satisfaisant, et rien de

moins surprenant que ce résultat, quand on songe au mécanisme même de la dyspnée dans l'asystolie de quelque nature qu'elle soit, cardiaque, rénale, pulmonaire.

Peut-être même, aurons-nous trouvé dans ces cas de dyspnée cardiaque une contre-indication aux inhalations d'acide carbonique ; nous devons dire cependant, que presque toujours encore dans ce cas, le soulagement immédiat est de règle, et que la différence avec les résultats obtenus dans les autres dyspnées, porte surtout sur les effets consécutifs, plus ou moins lointains.

Les quelques rares malades qui ont suivi le traitement pendant quelque temps, étaient comme on pourra s'en rendre compte, dans un état déjà fort avancé, et nous ne doutons pas que dans un cas de dyspnée cardiaque légère, avant la rupture définitive de la compensation, par exemple, les effets obtenus n'eussent été meilleurs, comparables de tous points probablement, à ceux obtenus dans les cas que nous avons cités plus haut.

OBSERVATION XI.

(Service de M. Weill.)

Néphrite chronique. — Depuis 10 ans, accès d'oppression nocturne. Depuis 3 ans, œdèmes mobiles. — Céphalalgie. — Troubles oculaires. — Récemment troubles digestifs.

Sch..., 54 ans, entre à la Salle Saint-Maurice, le 14 novembre 1887.

Depuis 10 ans, le malade a des accès de dyspnée qui surviennent principalement la nuit, et quelquefois pendant le jour, 2 ou 3 heures après le repas. La nuit, les accès durent généralement depuis minuit, jusqu'à 5 ou 6 heures du matin. Ils sont rarement accompagnés de toux et d'expectoration. Ils ont une intensité plus grande, par période de un ou deux mois.

Depuis trois ans, il a souvent les paupières enflées ; il a eu à plusieurs reprises de l'œdème des jambes, mais un œdème peu accusé. Il a également éprouvé depuis cette époque des maux de tête presque continus, plus violents le matin, des points douloureux dans les épaules, des bourdonnements d'oreille et presque de la surdité du côté gauche, qui a passé aujourd'hui ; de plus, la vue baisse depuis cette époque.

Rhumatisme il y a deux ans.

Actuellement, il se plaint de sa céphalalgie, de ses accès de dyspnée, et aussi de troubles de la digestion ; cette dernière est toujours accompagnée de ballonnement douloureux du ventre, de somnolence et de dyspnée, si bien que le malade est obligé de restreindre son alimentation et qu'il ne peut reprendre son travail.

Aux poumons, sonorité exagérée. La matité cardiaque a disparu en avant. Râles sibilants rares, disséminés. Quelques râles muqueux par intervalles aux bases. Le rhythme respiratoire est normal. De temps en temps, quelques quintes de toux, avec expectoration limpide, filante, aérée.

Au cœur, pas de souffle, pointe mal perçue. Rhythme de galop vers l'appendice xiphoïde.

Urines de coloration normale. Précipité d'albumine assez abondant.

A la date du 16 février 1888, on note une vive oppression ; la respiration est à 20, le pouls à 100.

Le réflexe pharyngien est à peu près nul.

Inhalation de 4 minutes ; mieux très accentué ; « ça me serrait sur la poitrine et à présent c'est disparu. » Il salive beaucoup. R : 16. Pouls : 92.

Réflexe pharyngien absolument aboli.

Le soulagement a duré pendant environ cinq heures ; au bout de ce temps, la dyspnée revenant, le malade renouvela de lui-même l'inhalation, et le calme se rétablit pour le reste de la nuit.

18 février. — Le malade sort amélioré quant à son état général. Les urines sont toujours fortement albumineuses

OBSERVATION XII (résumée)

Service de M. Weil

G... Pierre, 67 ans, Salle St-Maurice, lit n° 29.

Ancien rhumatisme. Rétrécissement mitral. Hypertrophie du cœur ; pouls lent permanent existant depuis 1868, sans aucune conséquence pathologique.

Emphysème pulmonaire. Congestion des bases. Albuminurie.

La première inhalation a lieu le 16 février.

Nombre de respirations : 28.

Les réflexes pharyngiens existent, mais sont peu intenses. La sensibilité de la peau du cou est parfaite.

Le malade est très oppressé.

Après l'inhalation, le malade accuse un bien-être immédiat. Le nombre des respirations est le même que celui des pulsations, La sensibilité cutanée du cou est toujours intacte. L'inhalation a duré 3 minutes en tout.

Il sort le 24 février.

Le traitement, on le voit, a été dans ce cas extrêmement court; l'amélioration de l'oppression a été encore évidente mais de courte durée, semble-t-il.

OBSERVATION XIII

Service de M. le professeur Lépine, due à l'obligeance de M. Palliard, interne des hôpitaux.

V. 63 ans, tisseur, entre à la salle Ste-Elisabeth, le 9 mars 1888.

Pas d'antécédents héréditaires à signaler. Bonne santé antérieure.

Depuis son enfance, il serait sujet, quand il ressent des émotions morales un peu vives, à des palpitations qui ont persisté jusquà ces dernières années.

Depuis 5 ou 6 ans ; il tousse un peu l'hiver, mais n'a jamais dû suspendre pour cela son travail.

Il n'y a que deux ans qu'il serait malade ; quelques mois auparavant, il avait remarqué que les mictions devenaient fréquentes et la quantité d'urine plus abondante.

Les palpitations se sont aussi accentuées. Le travail lui devenait difficile, il perdait ses forces, maigrissait et pâlissait.

Il a fait un premier séjour, fin 1887, à la Croix-Rousse, dans le service de M. le professeur Renaut : à ce moment il avait de l'œdème des membres inférieurs ; le cœur était faible, irrégulier ; il fut amélioré par la digitale.

L'oppression reparut immédiatement après sa sortie de l'hôpital, sous l'influence d'une fatigue légère. Au repos, la dyspnée était presque nulle.

Actuellement, le malade est pâle ; au repos, l'oppression est peu vive, pas de cyanose des lèvres, léger œdème des membres inférieurs. Palpitations assez fréquentes. Pas de douleurs dans la région précordiale. Appétit et digestion bons.

Cœur. La pointe se sent très mal ; elle paraît battre dans le 6e espace, à deux travers de doigt en dehors du mamelon. Battements réguliers. Les bruits sont sourds. A la pointe, le premier bruit est un peu prolongé ; à la base, on entend nettement un double bruit de souffle.

Battements artériels au cou intenses ; pouls bondissant, dépressible ; les artères ne sont pas dures.

Doppel-Ton à la fémorale.

Matité du foie augmentée. Douloureux à la palpation.

Rien aux poumons.

Urines : renferment une quantité considérable d'albumine.

12 mars. — L'oppression est beaucoup plus vive ce matin La respiration n'a pas de type particulier. L'oppression surviendrait après la toux.

Le nitrite d'amyle n'a pas produit d'effet.

16 mars. — Inhalation d'acide carbonique.

17 mars. — L'inhalation a produit sur le moment une légère amélioration ; mais une demi-heure après environ, la dyspnée était aussi forte.

19 février. — Les inhalations, soit d'acide carbonique pur, soit d'un mélange d'acide carbonique et d'oxygène n'ont pas produit d'amélioration de la dyspnée.

Voilà un malade atteint d'athérôme, avec insuffisance aortique, d'albuminurie, avec angine de poitrine et dans un état extrêmement grave.

Le traitement a été de courte durée, les deux jours seulement, pendant lesquels a été suivi le traitement à l'acide carbonique pur, le seul que nous voulions retenir, il y a eu une amélioration, mais de très courte durée ; au plus, disait le malade, durant la demi-heure qui suivait l'inhalation.

OBSERVATION XIV

(Service de M. Colrat)
Due à l'obligeance de M. Frécon

Angine de poitrine

Du... Gaspard, tisseur, 71 ans, entre le 28 mars, à l'infirmerie des vieillards, Charité.

Pas d'antécédents héréditaires à signaler.

Il a eu la fièvre typhoïde à l'âge de 29 ans ; jamais de rhumatisme. Migraines très fortes dans la jeunesse. Habitudes alcooliques invétérées. Il y a un an que le malade a perdu la vue de l'œil gauche à la suite d'une crise nocturne ; à droite, la vue a baissé et parfois il y a de la diplopie.

L'affection actuelle remonterait à une vingtaine d'années. Il s'agissait alors de crises survenant la nuit pendant un an ou deux. Le malade se couchait bien portant, puis au milieu de la nuit, il se réveillait en proie à une grande oppression, qui l'obligeait à se lever. Cette dyspnée était accompagnée d'une douleur précordiale très vive, avec sentiment de constriction du thorax et douleur s'irradiant dans l'épaule et le bras du côté gauche. Il lui semblait alors que le sang ne circulait plus. Cet état durait une dizaine de minutes, puis le malade voyait sa crise cesser et il se rendormait.

Traité à l'Hôtel-Dieu, par M. le professeur Teissier père, le malade dit que le diagnostic du médecin fut « Angine de poitrine. »

Les accès qui,au début,ne revenaient que deux ou trois fois par semaine, devinrent plus nombreux et se produisirent dans la journée, toujours les mêmes. Différentes causes favorisaient leur production : ils survenaient principalement à la suite des repas ; l'usage du tabac, un accès de colère, l'impression de l'air extérieur, un travail plus pénible les déterminaient très souvent.

Le malade qui était tisseur dut renoncer à son métier. Depuis 7 ou 8 ans chaque jour deux ou trois fois, ce malade prend des crises. Il y a trois ans qu'il s'est mis à tousser et à expectorer beaucoup ; quand il a craché, il se trouve soulagé.

Œdème des membres inférieurs survenu il y a deux ans. Anorexie, digestion difficile, quelques vomissements glaireux le matin.

Actuellement, le malade prend encore fréquemment des crises analogues à celles précédemment décrites, mais de plus en plus accentuées.

La crise débute toujours par une douleur précordiale extrêmement vive, avec irradiation dans le bras et l'épaule gauche.

Mais on observe alors peu de dyspnée. Les respirations s'accélèrent, mais à aucun moment de la crise, elles ne s'interrompent ou deviennent trop difficiles. Le malade ne se cramponne pas aux objets environnants et le jeu du thorax se fait bien sans gêne bien appréciable dans l'inspiration ou l'expiration. Le malade est souvent cependant obligé de se lever — 32 respirations à la minute pendant la crise.

Signes certains d'emphysème et de bronchite dans les 2 poumons.

Au cœur — léger souffle systolique à la pointe ?

Pas d'albumine dans les urines.

On a essayé deux fois pendant la crise des inhalations d'acide carbonique. Le malade a vu la crise augmenter sous cette influence, et il a refusé de continuer.

Là encore, le traitement a été essayé peu de temps. Deux fois cependant, le résultat a été le même et s'est traduit par une aggravation de la crise.

Il existe chez cet homme, une lésion cardiaque douteuse, ce n'est pas celle que l'on observe le plus souvent, je veux dire l'insuffisance aortique, les caractères de l'angine de poitrine sont cependant des plus nets, et le diagnostic en est certain. Cette cécité survenue subitement dans le cours d'une crise, pourrait faire penser assez légitimement à une affection des centres nerveux, et rien ne s'opposerait, malgré le grand âge du sujet, à ce qu'on admit un tabes fruste avec des crises cardialgiques.

Quoiqu'il en soit, remarquons que chez ce malade, il ne s'agit pas, à proprement parler, de dyspnée. Pendant ces crises, il a cette sensation de mort imminente, particulière à la maladie de Rougnon-Heberden, mais le nombre des respirations est peu augmenté, il peut parler, crier, etc... Il est survenu quelques phénomènes bronchitiques qui exagèrent un peu la dyspnée peut-être. Rien d'étonnant dans ce cas que nous ne constations pas l'action modératrice si constante dans tous les autres ; rien d'étonnant même à ce que nous constations une aggravation des symptômes par les simples efforts que nécessite l'acte d'aspirer le gaz.

Nous tenons à relater ici complètement une remarquable observation que nous devons à l'obligeance de M. Adenot, interne des hôpitaux.

OBSERVATION XV

Service de M. Clément (Montazet).

Insuffisance mitrale. — Néphrite chronique.

G... Marie, 50 ans, entre le 11 avril 1888.

Rien dans les antécédents héréditaires.

Très bonne santé antérieure. Ménopause, il y a 2 ans.

Depuis dix-huit mois, palpitations cardiaques fréquentes. Quelques hémoptysies peu abondantes ces derniers temps.

Dyspnée presque continue revenant par accès surtout le matin.

Aux poumons, quelques râles de bronchite disséminés dans toute la poitrine.

Au cœur, la pointe bat dans le cinquième espace. Battements réguliers. Souffle systolique à la pointe, doux, mais très net. Ce souffle se propage à la base et du côté de l'aisselle. Il ne disparaît pas par la pression sur le thorax.

Jugulaires très tuméfiées. Pas de pouls veineux. Œdème considérable des membres inférieurs.

Urines rares, renfermant une grande quantité d'albumine.

Le 15 avril, on note : resp., 39 ; pouls, 105, oppression très prononcée ; la malade est soumise à une première inhalation ; elle assure avoir éprouvé un soulagement immédiat. Elle est plus calme, n'a plus d'angoisse, plus de suffocation, l'appétit est revenu et la malade s'apprête à déjeuner avec plaisir.

Le 17 avril. — Depuis cette première tentative, la malade fait des inhalations elle-même et s'en trouve très bien. La nuit passée, elle eut un accès de dyspnée, aspira spontanément du gaz et fut immédiatement soulagée.

Le soir l'oppression tend à revenir.

Avant l'inhalation, pouls, 126 ; resp., 48.

Après l'inhalation, pouls, 102 ; resp., 45.

La malade prétend que les inhalations font cesser chez elle la dyspnée et en même temps les palpitations cardiaques.

A la date du 20 avril, la malade prétend que l'acide carbonique est devenu impuissant à calmer sa dyspnée. On cesse alors pendant 48 heures.

Le jour de la reprise des inhalations, le soulagement instantané fut, au dire de la malade, infiniment supérieur à celui des précédentes tentatives, et aussi de plus longue durée. La malade put dormir aisément, plusieurs heures pendant la nuit ; elle est restée 24 heures, sans souffrir de la dyspnée.

L'état de cette malade était très grave ; elle était menacée d'asystolie. Malgré cela, on voit chez elle des effets très nets des inhalations ; le traitement continue.

Nous remarquons aussi ce curieux effet d'accoutumance, que 48 heures d'interruption suffirent à supprimer.

Enfin, le soulagement plus considérable, à mesure que les inhalations étaient devenues plus nombreuses.

Telles sont les quelques observations que nous avons voulu fournir comme pièces justificatives à l'appui de la méthode de traitement par les inhalations d'acide carbonique.

Nous n'avons pas passé en revue toutes les causes possibles de la dyspnée, mais nous avons certainement traité les plus usuelles.

Des observations que nous apportons, de celles assez nombreuses que nous avons jugé inutile de publier à cause de leur similitude ; des faits enfin, que nous avons observés, ou sur lesquels on nous a donné des renseignements oraux, résulte pour nous la conviction que l'acide carbonique en inhalations, comme nous les pratiquons, *soulage toujours durant quelques heures après l'inhalation et souvent pour des jours et des semaines*.

Il nous semble aussi que ce sont les dyspnées avec lésions exclusivement pulmonaires qui en retirent le plus grand bénéfice ; nous faisons quelques réserves pour les affections cardiaques et l'angine de poitrine.

Dans le chapitre suivant, nous allons nous occuper des moyens de pratiquer les inhalations du gaz, le plus simplement et le plus fructueusement possible.

CHAPITRE III

Du mode d'emploi de l'acide carbonique en inhalations

L'acide carbonique que nous avons employé provenait de l'action de l'acide tartrique sur le bicarbonate de soude, ou dans d'autres cas, de celle de l'acide chlorhydrique sur le marbre.

Il est une infinité d'autres moyens, tous plus ou moins bons, nous n'insistons pas.

Je ferai remarquer que dans sa note à l'Académie des Sciences, M. Weill disait se servir d'acide carbonique pur. Il ne visait par cette expression que la source où il puisait ce gaz, et qui renferme, en effet, de l'acide carbonique sans mélange ni avec de l'air ni avec de l'oxygène. Pour être plus explicite, je ferai remarquer que l'acide carbonique n'arrive pas pur dans les voies respiratoires, qu'il est mélangé à une forte proportion d'air, que l'on peut évaluer approximativement de la façon suivante :

En même temps que le malade aspire avec la bouche le gaz carbonique, il respire librement par la voie nasale. La capacité respiratoire moyenne étant d'un demi-litre, admettons qu'elle s'abaisse chez les dyspnéiques à un tiers de litre. Le temps moyen de l'inhalation étant de deux minutes, et le malade respirant 12 fois par minute, la quantité d'air et de gaz respiré atteindra 8 litres. Or, sur ces 8 litres, il n'y a qu'un litre, deux litres au plus d'acide carbonique qu'on puisse faire entrer en compte. Car si, dans ses premiers essais, M. Weill a parfois poussé l'inhalation jusqu'à 4 litres, il a été amené à en réduire de beaucoup la dépense. L'acide carbonique, en fait, se trouve mélangé à 6 et 8 fois son volume d'air.

On pourrait reprocher à toutes ces données et à la méthode en général, de manquer de précision, mais les chiffres que nous avons donnés sans exprimer une formule mathématique, se rapprochent de la vérité ; et d'autre part la méthode y gagne au point de vue pratique, en ce sens qu'elle n'exige qu'une grossière préparation d'acide carbonique et non pas un mélange titré déjà plus délicat à obtenir (1).

(1) Nous devons dire ici un mot d'un essai que M. le professeur Lépine a fait et qu'il se propose de renouveler. Je veux parler des mélanges en proportions diverses d'oxygène et d'acide carbonique.

Assurément une telle tentative est légitime ; nous avons dit que Brown-Séquard avait obtenu les effets d'anesthésie et d'inhibition non seulement avec de l'oxygène pur, mais avec des mélanges de 1/3 d'acide carbonique et 2/3 d'oxygène.

Mais si l'on veut bien y réfléchir, on verra bien vite que les conditions dans lesquelles Brown-Séquard opérait sont loin d'être identiques à celles où l'on se trouve placé en clinique. Le savant professeur du Collège de France portait directement sur le larynx ou sur la trachée d'animaux préalablement trachéotomisés son mélange gazeux. En clinique, il n'en est plus de même si le malade inspire lui-même, et en même temps que l'acide carboniquc, fait arriver sur son larynx une quantité relativement très considérable d'air atmosphérique qui réduit considérablement la proportion d'acide carbonique.

Il faut se souvenir que l'acide carbonique pur ou même mélangé avec un volume égal d'air est irrespirable ; il détermine l'occlusion convulsive de la glotte et un commencement de suffocation.

Ce serait là un inconvénient réel ; mais c'est un inconvénient purement théorique, hâtons-nous de le dire. Pas n'est besoin de se préoccuper des effets toxiques du gaz.

Sans parler de l'occlusion réflexe de la glotte et du redressement du voile du palais, on conçoit qu'en même temps que l'acide carbonique pénètre dans la bouche, le mouvement d'inspiration par le nez fait pénétrer une quantité d'air très suffisante et au-delà pour annuler les effets toxiques du gaz.

Nous rappellerons ici que dans le traitement que nous appliquons, l'acide carbonique n'agit que par son action locale, et voici comment l'on doit procéder :

Dans un appareil Limouzin pour l'inhalation de l'oxygène, on remplace dans le sac en caoutchouc ce dernier gaz par de l'acide carbonique obtenu comme nous l'avons dit plus haut. Du sac part un tube en caoutchouc se rendant à un flacon à deux tubulures ; de l'autre tubulure part un nouveau tube en caoutchouc, muni d'un embout à une de ces extrémités ; le malade aspire, le gaz barbotte et se lave dans le flacon, et enfin est inhalé.

Le malade doit faire pendant les deux minutes que dure l'opération, un certain nombre d'inhalations profondes, mais espacées, soit une dizaine d'inspirations en tout. Le gaz arrive alors avec une certaine force sur l'arrière-bouche, sans que cependant il y ait aucun danger.

Notre collègue, M. Paillard, interne du service de M. Lépine, nous a dit avoir été témoin une fois d'une menace de syncope chez un malade pendant une séance d'inhalation. On avait pressé avec trop de force sur le sac rempli de gaz, et le jet était arrivé trop violemment sur l'arrière-gorge. Que l'on se reporte aux expériences de Brown-Séquard sur l'action inhibitoire violente de l'acide carbonique, et l'on comprendra aisément le mécanisme de cet accident que l'on pourra, du reste, toujours éviter, soit en ne pressant pas du tout sur le réservoir du gaz, soit, s'il en est besoin, en n'y pressant qu'avec la plus extrême prudence.

Nous n'avons vu, du reste, absolument aucun accident imputable aux inhalations faites dans ces conditions. Nous sommes persuadé qu'il ne pénètre dans les voies aériennes qu'une quantité négligeable d'acide carbonique. Aussi, repoussons-nous d'avance absolument l'interprétation que nous avons entendu donner une fois par l'un de nos maîtres dans les hôpitaux, de l'action de ces inhalations, à savoir qu'on soulageait les malades en les intoxiquant.

Une seule fois, il nous a été rapporté par un de nos collègues, qu'une malade à qui l'on avait fait faire plusieurs inhalations, et qui s'en était très bien trouvée jusque-là, avait un beau jour formellement refusé de continuer, alléguant des vertiges, des nausées, céphalalgies, etc... Doit-on mettre ces accidents sur le compte de l'acide carbonique? Je le veux bien, mais à condition d'admettre alors que les inhalations avaient été mal faites. De plus, la malade en question est une jeune fille, qui est depuis fort longtemps à l'hôpital ; c'est une tuberculeuse, très probablement, bien que les signes physiques soient très peu sensibles ; mais il y a chez elle un élément hystérique d'une très grande intensité, et alors que nous étions interne dans sa salle, nous l'avons vue plus d'une fois repousser un beau jour, sans motif, les remèdes qui, jusque-là, lui avaient été les plus utiles.

L'innocuité de la méthode est donc complète, et nous pouvons dire que la facilité de son application est aussi très grande.

On peut simplifier le manuel opératoire.

Pour éviter au malade les fatigues, peu sérieuses, mais pénibles pourtant dans quelques cas, de l'aspiration, on peut se servir de l'appareil très simple suivant.

Dans un flacon fermé avec un bouchon de caoutchouc percé d'un orifice pour laisser passer un tube de dégagement recourbé, on met l'acide tartrique et le bicarbonate de soude nécessaires pour produire environ 4 ou 5 litres de gaz (15. gr. de bicarbonate et 12 d'acide tartrique suffisent), le gaz se dégage, et, par sa force d'expansion seule, arrive dans l'arrière-gorge du patient qui a placé le tube de dégagement dans sa propre bouche. Il ne lui reste plus aucun effort d'inspiration à faire.

Enfin, M. le Professeur Perroud, notre maître nous a dit qu'il s'était contenté de faire placer la bouche du malade au-dessus d'un verre où se trouvait le mélange générateur. Il s'agissait d'un phtisique avec vomissements incoercibles, et qui, par ce procédé, les vit disparaître bien vite. On pourrait, pour plus de commodité, ajouter au verre un entonnoir. Nous connaissons une malade qui a été très soulagée avec ce procédé.

Tout le monde peut aisément recourir à cette médication, puisque ce procédé est suffisant.

Je ne fais que signaler en passant, les salles d'inhalations, installées dans les stations thermales, où l'acide carbonique inhalé provient des sources minérales elles-mêmes.

Nous avons dit qu'il suffisait d'une dizaine d'inspirations, espacées entre elles par de petits intervalles de 10 ou 15 secondes.

Une autre question importante se pose maintenant: Quand faut-il faire les inhalations?

On ne s'attend pas à ce que nous donnions rien d'absolu sur ce point.

Si nous nous rapportons aux observations, nous nous apercevons vite que c'est surtout le malade, avec sa forme de dyspnée, qui doit guider dans les règles à formuler.

Telle malade par exemple qui avait remarqué que le maximum d'amélioration ne survenait chez elle que deux heures après l'inhalation, s'arrangeait de façon à ce que ce maximum de bien-être coïncidât avec le paroxysme de sa dyspnée qui avait lieu pendant la nuit, et à une heure qu'elle connaissait bien.

Rien donc de plus spécial, de plus personnel que ce point. Cependant une des conclusions les plus certaines qui se dégagent de nos observations, c'est l'effet immédiat de soulagement qui se produit, et à l'inverse de ce que nous a raconté la malade dont nous venons de parler, cet effet d'une façon générale s'atténue à mesure qu'on s'éloigne du moment de l'inhalation. Il nous semble donc, en admettant ce fait comme démontré, que le malade a tout intérêt à respirer son acide carbonique, dès le début de l'accès, avant qu'il soit parvenu à son paroxysme; car nous l'avons vu, l'effet abortif s'est toujours montré.

Existe-t-il un effet préventif? Nous n'hésitons pas à dire que oui. Nombreuses et très probantes en effet sont les observations où nous avons vu les accès de dyspnée s'éloigner, disparaître même à mesure qu'on pratiquait davantage les inhalations. Dans ce cas, c'est-à-dire quand on aura constaté cet effet préventif qui ne s'obtient qu'à la longue, il sera permis, croyons-nous, d'espacer bien plus les inhalations, de les réduire à deux par jour, par exemple, et même comme nous l'avons vu, chez plusieurs de nos malades, de rester dix jours et plus sans qu'il soit besoin d'y recourir.

Nous avons surtout observé des dyspnées paroxystiques. Les indications changent peu dans les cas de dyspnées continues, qui du reste sont bien moins fréquentes. Nous avons vu un emphysémateux qui présentait ce type, se contenter parfaitement d'une seule inhalation faite tous les matins à l'hôpital. L'effet se prolongeait bien suffisamment pour lui permettre de vaquer à ses occupations dans le courant de la journée et de trouver pendant la nuit une quantité de sommeil bien supérieure à celle qu'il avait eue jusqu'alors.

A quelle distance des repas convient-il d'inhaler le gaz? C'est dans une seule observation que nous trouvons une indication significative pour régler ce détail. Dans ce cas en effet, le malade affirmait que le gaz contrariait sa digestion, et cependant comme le paroxysme de sa dyspnée avait lieu à l'heure des repas de l'hôpital, il avait dû faire son inhalation à l'heure même de son accès, et repousser le repas de quelques heures.

C'est du reste là un phénomène très rationnel, sur lequel nous avons déjà insisté, en même temps que nous rapportions l'observation, et le plus souvent, il sera extrêmement simple de faire les inhalations d'acide carbonique plusieurs heures, soit avant, soit après un repas.

Assez souvent, les paroxysmes dyspnéiques surviennent la nuit. Au début, alors que l'action prolongée de l'acide carbonique n'a pas encore enrayé le retour des accès, rien n'empêche de pratiquer ces inhalations dans la nuit même, en se servant alors de l'appareil le plus simple : le verre contenant le mélange générateur.

En résumé, le manuel opératoire, si on peut ainsi s'exprimer, pour une opération aussi simple, peut être réduit à presque rien.

Il est un point sur lequel il est cependant quelque peu nécessaire d'insister, comme nous l'avons déjà fait.

La durée de l'inhalation sera de *2 minutes*. Les inspirations seront espacées, au nombre d'une dizaine environ.

Dans ces conditions, il ne saurait survenir aucun accident; si surtout on a soin de ne pas presser avec trop de force sur le ballon, sous prétexte de hâter la fin de l'opération. Je rappelle que le seul accident, la seule incommodité même sont arrivés de ce chef.

Si maintenant il nous était permis de comparer notre méthode à d'autres qui s'adressent aussi à la dyspnée, nous pourrions dire qu'elle est incomparablement plus facilement applicable que celle des lavements gazeux.

Je sais bien d'abord que le principe en est essentiellement différent ; mais il suffit d'avoir vu les coliques des malades traités par la méthode Bergeon, et aussi l'ennui qu'ils éprouvent tous à subir pendant 10 minutes ou un quart d'heure la canule dans le rectum, pour être convaincu que la comparaison n'est pas possible.

On nous disait un jour que la morphine aussi était souveraine contre la dyspnée. Elle agit en effet, mais au prix d'inconvénients nombreux qu'il serait inutile de développer.

Nous répondrons cependant que la morphine n'a qu'une action éphémère, tandis que les inhalations d'acide carbonique ont un effet qui se prolonge de plus en plus, à mesure qu'on en fait un plus long usage. De plus, le soulagement apporté par la morphine est bien compensé par ses funestes effets ; sans parler du morphinisme qui ne tarderait pas à apparaître dans des affections aussi chroniques que celles que nous avons étudiées, nous rappellerons que l'opium chez les cardiaques est contre-indiqué à cause des congestions qu'il provoque ; notons encore la perte de l'appétit, du sommeil, la dépression des forces ; enfin, à l'inverse de l'acide carbonique, dont l'effet s'accroît avec le temps, la morphine s'use, et il faut bientôt, on le sait, en arriver à des doses extrêmes pour obtenir un effet quelconque.

Nous en dirons autant de tous les calmants, belladone, datura, éther.... ; ce sont des remèdes très précieux sans doute, mais absolument éphémères, et qui, dans tous les cas, auraient ce désavantage considérable d'être dangereux quand ils sont mal maniés et de le devenir par un usage trop prolongé.

RÉSUMÉ ET CONCLUSIONS

Les quelques développements dans lesquels nous sommes entrés à propos de chaque observation nous dispenseront de revenir ici sur bien des points.

I. — La méthode que nous avons préconisée se distingue de toutes les autres méthodes d'inhalation d'acide carbonique par le but qu'elle recherche et la voie qu'elle suit pour l'atteindre.

Son but, c'est l'atténuation de la dyspnée ; la voie qu'elle suit et où l'ont légitimement engagée les expériences que nous avons citées de Brown-Séquard, c'est l'arc réflexe dont le point de départ est le laryngé supérieur, le centre : le bulbe rachidien et la voie de retour : tous les nerfs respiratoires qui en émergent.

C'est probablement un effet d'inhibition qui se produit.

Il n'est pas probable qu'il y ait besoin d'anesthésie pharyngée. Nous avons vu, en effet, dans nos observations, que le réflexe pharyngien était le plus souvent peu modifié. Ce point demande de nouvelles recherches.

II. — Au point de vue clinique, cette méthode nous a constamment donné les meilleurs résultats dans les dyspnées des tuberculeux avancés avec lésions laryngées, des catarrheux et des asthmatiques.

Les dyspnées urémiques ou cardiaques ont eu une amélioration équivalente dans les cas où la déchéance de l'organisme n'était pas trop avancée.

Nous n'avons eu de résultats négatifs que dans la coqueluche. Les recherches devront cependant être continuées sur ces deux points.

Il faut distinguer deux états dyspnéiques : un premier état de dyspnée paroxystique, un deuxième état de dyspnée permanente.

L'acide carbonique a toujours eu une action abortive sur le paroxysme.

Son action n'est pas moins certaine sur la dyspnée permanente et à mesure que les inhalations faites par le malade deviennent plus nombreuses, la dyspnée diminue d'intensité.

D'aprés deux observations, il nous semble qu'au bout de 15 jours ou trois semaines, il peut se produire une certaine accoutumance. Il suffira alors de suspendre pendant 24 ou 48 heures les inhalations pour voir réapparaître leurs effets. Mais dans le plus grand nombre des cas, au contraire, les inhalations ont produit un effet d'autant plus durable qu'on s'éloignait davantage du début.

Enfin, pratiquées comme nous l'avons indiqué, les inhalations d'acide carbonique sont absolument dépourvues de tout danger.

III. — La méthode ne doit pas être rapprochée de la médication par les narcotiques tels que opium, belladone, datura, etc.....

L'action de ces derniers est, en effet, purement éphémère et leur prolongation peut amener une véritable intoxication.

L'action de l'acide carbonique inhalé, comme nous en avons posé les règles, est immédiate aussi, mais se prolonge et s'accroît.

La facilité avec laquelle cette méthode peut être appliquée est extrême : et de ce chef elle peut entrer dans la thérapeutique usuelle de la dyspnée.

Lyon. -- Impr. J. GALLET, rue de la Poulaillerie,2.

www.ingramcontent.com/pod-product-compliance
Ingram Content Group UK Ltd.
Pitfield, Milton Keynes, MK11 3LW, UK
UKHW022124260726
13993UKWH00003B/1226

9 782329 158853